Abnehmen in Ketose

Leitfaden für Einsteiger

Marco K. R. Jarka

Abnehmen in Ketose

Leitfaden für Einsteiger

Bibliografische Information der Deutschen Nationalbibliothek:
Die Deutsche Nationalbibliothek verzeichnet diese Publikation in der
Deutschen Nationalbibliografie; detaillierte bibliografische Daten sind im
Internet über dnb.dnb.de abrufbar.

4. überarbeitete und erweiterte Auflage 2021

© 2021 Marco K. R. Jarka

Herstellung und Verlag: BoD – Books on Demand, Norderstedt

ISBN: 978-3-7543-1072-4

Inhaltsverzeichnis

Vorwort 9
Einleitung 11
    Was bedeutet Ketose? 11
    Energieversorgung unter Kohlenhydratmangel 13
    Evolution: Warum Sie ein Fettverbrenner sein können ... 15
Was eine erfolgreiche Reduktionsdiät ausmacht 19
    Die negative Energiebilanz 19
    Ein niedriger physiologischer Insulinspiegel 26
    Individuelle Praktikabilität 32
Ketose und Gesundheit 35
    Wissenschaftliche Erkenntnisse 35
    Ihre persönliche Situation 37
Ernährungsphysiologische Grundlagen 39
    Zweck der Ernährung 39
    Mikro- und Makronährstoffe 40
    Nährwerte von Lebensmitteln 53
    Lebensmittel für die ketogene Ernährung 55
Ihre Reduktionsdiät in Ketose 68
    Den eigenen Energiebedarf ermitteln 68
    Mahlzeiten zusammenstellen 70
    Ketonkörper im Urin messen 79
    Nährstoffdefizite vermeiden 80
Schlusswort 85
Über den Autor 86
Literaturverzeichnis 87

Vorwort

Liebe Leserinnen und Leser,

in diesem Leitfaden für Einsteiger möchte ich Ihnen kurz gefasst die besondere Eignung der ketogenen Ernährung als Reduktionsdiät näherbringen. Auf den potenziellen praktischen Anwender zugeschnitten, erkläre ich in diesem Buch alle für die Durchführung einer ketogenen Reduktionsdiät nötigen Grundlagen und stelle Ihnen Möglichkeiten der Umsetzung vor, an denen Sie sich orientieren können. In diesem Leitfaden bekommen Sie einen Überblick über die Merkmale der ketogenen Ernährung und ihre Auswirkung auf den Energiestoffwechsel. Sie bekommen ferner dargelegt, wie und warum die Körperfettreduktion mit einer korrekt durchgeführten ketogenen Reduktionsdiät mindestens bei jedem gesunden Menschen funktionieren wird, wie Sie Ihre Lebensmittel auswählen können, mit welchen Herausforderungen Sie bei dieser Ernährungsform konfrontiert werden und wie Sie diese perfekt meistern können. Zudem fasse ich Ihnen diejenigen ernährungsphysiologischen Grundlagen zusammen, die Sie für die erfolgreiche Durchführung der Diät benötigen. Dafür gehe ich auf die Mikro- und Makronährstoffe der Lebensmittel sowie deren Bedarf für den Menschen ein und zeige diesbezüglich einige Besonderheiten bei der Anwendung der ketogenen Reduktionsdiät auf. Dabei stelle ich den Bezug zur Nährstoffzusammensetzung der für die ketogene Ernährung als geeignet erachteten Lebensmittelgruppen her. Im letzten Teil des Buches erhalten Sie sinnvolle optionale Werkzeuge zur praktischen Umsetzung der ketogenen Reduktionsdiät. Sie erfahren, wie Sie jederzeit die Kontrolle über Ihren Diäterfolg behalten und wie Sie Diätfehler leicht vermeiden können. Am Ende dieses Buches kennen Sie dann sowohl die wichtigsten Zusammenhänge für den Erfolg einer Reduktionsdiät als auch für die Durchführung einer ketogenen Ernährung. Sie sind damit in der Lage Ihr Wissen erfolgreich auf Ihre individuellen Bedürfnisse und Voraussetzungen anzupassen, auch dann, wenn Sie sich dafür entscheiden, nicht dauerhaft „in Ketose" zu bleiben. Dieses Einsteigerbuch kann bei Bedarf gut mit einem Keto Kochbuch Ihrer Wahl mit Rezepten nach Ihrem persönlichen Geschmack kombiniert werden.

Vorab noch ein Hinweis und dann geht's los:

Alle Informationen in diesem Buch entsprechen dem aktuellen Kenntnisstand des Autors und wurden vor der Veröffentlichung sorgfältig geprüft. Medizinische Ratschläge können selbstverständlich nicht erteilt werden. Medizinische Fragestellungen bezüglich Ihrer Ernährungsumstellung müssen Sie im Bedarfsfall mit einem ernährungsmedizinisch bewanderten Arzt absprechen.

Und nun viel Spaß beim Lesen und viel Erfolg beim Erreichen Ihrer Ziele!

Ihr Marco K. R. Jarka

Einleitung

Was bedeutet Ketose?

Was ist eigentlich Ketose und was bedeutet Low Carb bzw. LCHF? Low Carb (*engl. low - niedrig/gering und carb oder carbohydrates - Kohlenhydrate*) steht für Ernährungsformen, bei denen die Aufnahme der Kohlenhydrate mehr oder weniger stark eingeschränkt wird. LCHF steht für Low Carb High Fat, wobei der Zusatz „High Fat" (*engl. high - hoch und fat - Fett*) aussagt, dass der aus der Nahrung herausgenommene Kohlenhydratanteil in erster Linie durch Fett ersetzt wird und die Proteinmenge moderat bleibt.

Sogenannte „ketogene" Ernährungsweisen stellen mit einer Begrenzung der Kohlenhydratmenge auf i. d. R. maximal 20-40 g pro Tag die extremsten Formen von Low Carb dar. Sie sind zumeist sehr fettreich und bedingen gegenüber einer kohlenhydratbetonten Kost eine starke Anpassung der körperlichen Energiegewinnungsprozesse. Während der Kohlenhydratbaustein Glucose bei der typisch „westlichen Ernährung" den Hauptenergielieferant der Körpergewebe und Organe darstellt, erfolgt die Energiegewinnung unter „Kohlenhydratmangel" vorwiegend aus Fettsäuren. Bei steigendem Fettsäureangebot in der Leber, z. B. bei einem nennenswerten Abbau von Depotfett, stellt die Leber aus den Fettsäuren vermehrt Ketonkörper her. Die Ketonkörperbildung wird auch Ketogenese genannt und findet nur in der Leber statt. Sie erfolgt, wenn das Fettsäureangebot in den Leberzellen deren Energiebedarf übersteigt[1] und der Insulinspiegel in einem physiologischen Bereich niedrig ist, wodurch auch die Fettspeicherung gemindert ist. Die gebildeten Ketonkörper werden dann über das Blut an die

Gewebe verteilt und stehen dort als zusätzliches Energiesubstrat zur Verfügung. Das vermehrte Vorkommen von Ketonkörpern im Blut bezeichnet man als ketogenen Stoffwechselzustand oder „Ketose" und eine Ernährung mit der dies herbeigeführt werden kann als ketogene Ernährung. Die in Ketose gebildeten Ketonkörper sind mit abnehmender Relevanz β-Hydroxybutyrat, Acetacetat und Aceton. Beginnend ab einer gewissen physiologischen Konzentration von Ketonkörpern im Blut werden diese auch über die Nieren ausgeschieden und sind dann im Urin messbar. Die Blutkonzentration der Ketonkörper hängt auch von der Energiebilanz ab, sie ist beim totalen Fasten z. B. höher als bei einer ketogenen Ernährung mit ausgeglichener Energiebilanz.[2]

Die durch eine ketogene Ernährung oder durch Fasten herbeigeführte Ketose ist nicht mit der sogenannten diabetischen Ketoazidose zu verwechseln, welche durch einen absoluten Insulinmangel ausgelöst wird und eine lebensgefährliche Stoffwechselentgleisung darstellt. Bei der Ketoazidose ist die Menge der gebildeten Ketonkörper und die dadurch erreichte Blutkonzentration um ein Vielfaches höher als bei der ernährungsbedingten Ketose. Durch den Insulinmangel kommt es zu einer Enthemmung der Fettfreisetzung, wodurch eine überschießende Ketonkörpersynthese in der Leber ausgelöst wird.[3] Die große Menge gebildeter Ketonkörpern übersteigt die Kapazität des Körpers diese energetisch zu verwerten oder auszuscheiden und führt zu einer Übersäuerung des Blutes und weiteren teils lebensbedrohlichen Komplikationen. Die natürliche ernährungsbedingte Ketose hingegen ist ein nützlicher, physiologischer Anpassungsprozess des Organismus und gesundheitlich völlig unbedenklich.

Energieversorgung unter Kohlenhydratmangel

Alle Zellen des Körpers benötigen kontinuierlich Energie, auch unter „Kohlenhydratmangel". Die meisten Körpergewebe können dafür Fettsäuren in ihren Mitochondrien über die sogenannte β-Oxidation biochemisch abbauen, darunter auch die durch einen hohen Energiebedarf gekennzeichnete Skelettmuskulatur. Demgegenüber sind andere Gewebe wie die Nervenzellen des Gehirns oder die roten Blutkörperchen dazu nicht in der Lage, weshalb der Körper seinen Blutzuckerspiegel immer bei einer Mindestkonzentration halten muss. Nur so können glucoseabhängige Körpergewebe mit Energie versorgt werden.[3]

Die Blutzuckerregulation durch den Körper erfolgt in erster Linie durch die beiden in der Bauchspeicheldrüse ausgeschütteten Hormone Insulin und Glucagon, wobei Insulin blutzuckersenkende und Glucagon blutzuckererhöhende Prozesse anregt.[3] Entsprechend der Blutzuckerkonzentration erfolgt die Sezernierung des gerade benötigten Hormons. Insulin und Glucagon weisen gegensätzliche Wirkungen auf zahlreiche Stoffwechselteilprozesse auf.[3]

Die stärksten und häufigsten Blutzuckerschwankungen beim gesunden „Normalköstler" werden durch den Verzehr kohlenhydrathaltiger Mahlzeiten ausgelöst. Es handelt sich dabei um mehr oder weniger starke Blutzuckererhöhungen, denen eine entsprechende Insulinausschüttung und eine schnelle Blutzuckersenkung folgt, kurze Überkompensationen sind insbesondere nach dem Verzehr schnell verfügbarer Kohlenhydrate möglich.[3] Bei noch gefüllten Glykogenspeichern und zu geringer Kohlenhydratzufuhr über die Nahrung kann der Blutzuckerspiegel kurzzeitig über die Mobilisierung des Leberglykogens aufrechterhalten werden. Relativ schnell setzt dann auch der Prozess der

Gluconeogenese (Glukoseneubildung) ein, bei der Glucose aus anderen organischen Stoffgruppen - insbesondere glucogenen Aminosäuren - hergestellt wird. Die verwendeten Aminosäuren stammen je nach Ernährungssituation aus Nahrungs- oder Körperprotein, im Anfangsstadium des Hungerstoffwechsels z. B. hauptsächlich aus dem Abbau von Proteinen der Skelettmuskulatur.[1] Werden weiter durchgängig zu wenig Kohlenhydrate zugeführt und der Blutzuckerspiegel über Glucagon und die Gluconeogenese „von unten" aufrechterhalten, bleibt auch der Insulinspiegel auf einem niedrigen physiologischen Niveau. Durch das erhöhte Glucagon/Insulinverhältnis wird die Lipolyse, also der Abbau von Triglyceriden im Körperfettgewebe, sowie die sogenannte Ketogenese (Ketonkörpersynthese) in der Leber stimuliert und die für diese Stoffwechselanpassungen notwendige Enzymausstattung verstärkt exprimiert.[1][3] Während die mit der Stoffwechselumstellung einhergehende Biosynthese neuer Enzyme verhältnismäßig schnell vonstattengeht, läuft die Hemmung des Kohlenhydratstoffwechsels eher träge ab. Letzteres ist mit den bei Stunden bis Tagen liegenden Halbwertszeiten der Enzyme des Kohlenhydratstoffwechsels zu erklären.[3] Je nach individueller Ausgangssituation ist daher mit einer bedeutungsvollen Anpassung innerhalb weniger Tage zu rechnen.

Im Prozess der Ketogenese werden aus Fettsäuren die Ketonkörper Acetacetat und β-Hydroxybutyrat erzeugt, welche von fast allen Körpergeweben, u. a. auch von den Nervenzellen des Gehirns, als Energiequelle verwendet werden können.[1][3] Die Ketonkörper können aufgrund ihrer Wasserlöslichkeit im Blut leichter transportiert werden als Fettsäuren, was mit zunehmender Lipolyse wichtiger wird. Aus der höheren Verwertung von Ketonkörpern folgt eine starke Verringerung des Glucosebedarfs und eine nur noch auf ein Mindestmaß reduzierte Gluconeogenese aus Proteinvorstufen. So schützt sich der Körper insbesondere im Hungerstoffwechsel vor verstärktem Protein- und insbesondere Muskulaturabbau.[1][4] Während das Gehirn in Ketose nach einiger Zeit deutlich geringere Glucosemengen energetisch verwertet[1][4], sind Erythrozyten wegen fehlender Mitochondrien dauerhaft auf Glucose und eine Mindestblutzuckerkonzentration angewiesen. Bei längerer ketogener Ernährung regelt sich die Blutzuckerkonzentration etwas unterhalb des Nüchternblutzuckerspiegels eines gesunden „Normalköstlers" ein.

Evolution: Warum Sie ein Fettverbrenner sein können

Biologische Evolution bedeutet Entwicklung und Veränderung von Merkmalen einer Gruppe von Lebewesen über die Zeit. Unter anderem über Selektion setzen sich günstigere Merkmale stärker durch. Anpassungsfähigere Arten haben insbesondere bei wechselnden Umweltbedingungen größere Überlebenschancen.

Der Homo sapiens, der Mensch also, war und ist in vielerlei Hinsicht äußerst anpassungsfähig. Die frühesten Arten der Gattung Homo werden auf das frühe Pleistozän auf den Zeitraum vor 2,4 bis 1,9 Millionen Jahren datiert und hatten ihren Ursprung in Ostafrika, von wo sich einzelne Arten bereits bis nach Europa oder Asien ausbreiteten.[5] Der Homo sapiens ist die heute einzig überlebende Art der Gattung Homo. Man geht davon aus, dass er seinen Ursprung vor ca. 195.000 bis 100.000 Jahren in Süd- und Ostafrika hatte.[5] Von dort hat sich der Homo sapiens beginnend vor etwa 50.000 bis 70.000 Jahren, zunächst nach Europa und Asien und später von Ostasien nach Australien sowie wahrscheinlich über die

Beringstraße nach Alaska und Amerika ausgebreitet. Nordamerika erreichte der Mensch schätzungsweise erst vor ca. 13.000 Jahren.[5] Das Pleistozän ist ein Zeitabschnitt der Erdgeschichte, der vor ca. 2,6 Millionen Jahren mit einer globalen Abkühlung begann und bis vor etwa 11.700 Jahren andauerte.[5] Es war durch mitunter extreme Klimabedingungen und Klimaschwankungen gekennzeichnet und ging mit einer verhältnismäßig schnellen Evolution innerhalb der Gattung Homo einher.[5] Viele Landlebewesen starben in dieser Zeit neben anderen Einflussfaktoren insbesondere wegen zeitweise zurückgehender Vegetation und Nahrungsmangel aus.

Das späte Pleistozän schloss schließlich mit der für ca. 100.000 Jahre andauernden letzten Kaltzeit ab und ging mit einer Erderwärmung in die heutige Warmzeit des Holozäns über. Raue und wechselnde Klimabedingungen des Pleistozäns beruhigten sich mit Beginn des Holozäns.[5]

Der Mensch war während des Pleistozäns Jäger und Sammler[5][6] und ernährte sich wahrscheinlich von gesammelten Insekten, Vogeleiern, Beeren, Nüssen und anderen Pflanzen sowie von gejagten kleineren und größeren Wildtieren und von Aas. Erst mit den verbesserten Klimabedingungen zu Beginn des Holozäns und der damit einhergehend wachsenden Population wurde er in vielen Gebieten sesshaft und begann Vieh zu halten und Ackerbau zu betreiben.[5][6]

Es ist anzunehmen, dass die Nahrungsverfügbarkeit des Menschen und seiner ausgestorbenen Vorfahren bis vor ca. 12.000 Jahren überwiegend karg war. Bei ausbleibendem Jagderfolg wird die Energieaufnahme durch den Verzehr von gesammelten Pflanzen und Insekten sowie von Aasresten zumeist deutlich unter dem Bedarf gelegen haben. Nur wenn größere Nahrungsmengen gefunden oder ein größeres Tier erlegt wurde, stand kurzzeitig mehr als genug Nahrung zur Verfügung. Diese Schwankungen in der Nahrungsverfügbarkeit waren vom gemeinsamen Jagd- und Sammelerfolg der Gruppe sowie von Änderungen der Fauna und Flora abhängig. Der frühe Mensch lernte in dieser Zeit in seiner Gruppe zu kommunizieren, zu planen, Werkzeuge herzustellen und Feuer zu kontrollieren. Über das Feuer z. B. konnte er Nahrung leichter verdaulich machen, was ihm bei der Nahrungsauswahl allgemein eine größere Flexibilität bescherte.[7] Zudem konnte er mit der verbesserten Verdaulichkeit kurzzeitig verfügbare größere Nahrungsmengen, wie beispielsweise nach erfolgreicher Jagd, in höherem Maße für sich nutzen und die im Überschuss zugeführte Energie verhältnismäßig schnell im Körper speichern.

Betrachtet man wiederkehrenden oder länger andauernden Nahrungsmangel als Selektionsfaktor, profitierte der frühe Mensch in diesem Zusammenhang besonders von der schon viele Millionen Jahre vor seiner Zeit in der Evolutionsgeschichte angelegten Fähigkeit tierischer Organismen, Energiereserven in Form von Fettgewebe am eigenen Körper anzulegen. Ein Selektionsvorteil durch eine gute Fettspeicherung ergibt sich selbstverständlich erst in Kombination mit der Fähigkeit die angelegten Energiereserven bei Bedarf auch gut wieder nutzbar machen zu können, um damit alle wichtigen Funktionen des Organismus ausreichend aufrecht zu erhalten. Das Merkmal der Energiespeicherung als Fettgewebe war beim frühen Menschen schon stärker ausgeprägt als bei anderen Primaten, was durch den steigenden Energiebedarf durch das im Verhältnis zur Gesamtkörpermasse größere, energiehungrige Gehirn bedingt gewesen sein kann. Hinzu kommt, dass eine hohe körperliche und geistige Leistungsfähigkeit auch in Zeiten des Nahrungsmangels überlebenswichtig war, so wurde beispielsweise der Jagderfolg mit dem Andauern einer Nahrungsknappheit zunehmend wichtiger. Muskeln und Gehirn mussten dafür über genügend Energie verfügen, um Höchstleistungen vollbringen zu können. Das wiederholte Erreichen und vorübergehende Aufrechterhalten eines durch anhaltend geringe Nahrungs- und Kohlenhydratzufuhr bedingten ketogenen Stoffwechselzustands kann als sehr wahrscheinlich angesehen werden. Während das menschliche Gehirn die in diesem Zustand der Ketose im Organismus entstehenden Ketonkörper perfekt verwerten konnte[8][9][10], waren die meisten anderen Körpergewebe, z. B. die Muskulatur, in der Lage ihren Energiebedarf sowohl über Fettsäuren als auch über Ketonkörper zu decken. Beide Energieträger standen bei hauptsächlicher Mobilisation der Körperfettreserven ausreichend zur Verfügung. Damit konnte der Mensch leicht Wochen bis Monate mit verminderter Nahrungsaufnahme überbrücken. Die Kombination dieser und anderer Fähigkeiten hat den Menschen insbesondere in der Kaltzeit des späten Pleistozäns wahrscheinlich vor dem Aussterben bewahrt.

Die meisten Stoffwechselmerkmale, die sich über die lange Entwicklungszeit des frühen Menschen und davor durchgesetzt haben, sind uns bis heute erhalten geblieben, wenngleich sie unter den aktuellen Lebensbedingungen in geänderter Form zum Tragen kommen. Unter geeigneten Bedingungen den Energiestoffwechsel betreffend, wird so auch der heutige menschliche Organismus wieder zu einem perfekten Fettverbrenner.

Was eine erfolgreiche Reduktionsdiät ausmacht

Eine Reduktionsdiät hat eine Reduktion des Körpergewichts zum Ziel. Genauer gesagt soll das als Energiereserve vom Körper gespeicherte Körperfett reduziert werden, das Speicher- bzw. Depotfett. Demgegenüber ist die sogenannte Magersubstanz sämtliche nicht vornehmlich aus Fettgewebe bestehende Körpermasse, also z. B. unsere Organe, vom Gewichtanteil allen voran unsere Muskulatur, aber auch verschiedene Stütz- und Bindegewebe und unser Blut. Da diese Gewebe wichtige Körperfunktionen ausüben, dürfen sie keinesfalls durch Mangelernährung verkümmern. Eine erfolgreiche Reduktionsdiät soll also diejenigen Reserven verbrauchen, die für den Fall der verminderten Energiezufuhr durch unseren Körper angelegt wurden, ohne dass sich der Anwender dabei gesundheitlich gefährdet. Damit ein derartiges Vorhaben erfolgreich sein kann, sollen im Folgenden die wichtigsten Voraussetzungen dafür etwas genauer betrachtet werden.

Die negative Energiebilanz

Die Prozesse der Fettspeicherung bei Nahrungsüberschuss und des Körperfettabbaus zum Ausgleich eines Nahrungsmangels haben sich insbesondere bei Säugetieren über viele Millionen Jahre durchgesetzt. Nicht anders beim erdgeschichtlich noch sehr jungen Meschen. Bei der Fettspeicherung geht es in erster Linie darum Energie zu speichern. Nahrung beinhaltet Energie. Energie ist eine physikalische Größe und wird allgemein in der SI-Einheit Joule angegeben. Wie andere Energieformen auch, ist die in der Nahrung enthaltene Energie messbar und wird in Kilojoule (kJ) oder Kilokalorien (kcal) angegeben. Bei der Nährwertangabe von Lebensmitteln wird die energetische Verwertbarkeit der Bestandteile durch den menschlichen Organismus berücksichtigt. Lebensmittelbestandteile wie Kohlenhydrate, Fette, Proteine und Alkohol sind energetisch verwertbar und können nach deren Verdauung und Aufspaltung in Einfachzucker, Fettsäuren, Glycerin (bildet mit drei Fettsäuren Fette, also Triglyceride) und Aminosäuren (Proteinbaustein) den Energiestoffwechselprozessen wie der Glykolyse (Abbaumechanismus für Einfachzucker wie Glucose), der β-Oxidation (Abbaumechanismus von Fettsäuren) und dem Citratzyklus (Reaktionenkreislauf verschiedener organischer Stoffe u. a. zur Energiegewinnung) zugeführt werden, wonach dann über die Atmungskette die universelle Zellenergieform Adenosintriphosphat (ATP) gewonnen werden kann. Ohne Energie können unsere Stoffwechselprozesse und körperlichen Grundfunktionen wie Atmung, Herzschlag und Aufrechterhaltung der Körpertemperatur nicht ablaufen. Sie ist also überlebenswichtig. Jeden Tag wird eine gewisse Energiemenge vom Körper verbraucht, selbst wenn wir völlig inaktiv sind. Diese verbrauchte Energiemenge wird auch als Grundumsatz bezeichnet. Über den Grundumsatz hinaus verbrauchen wir noch zusätzliche Energie, sobald wir nicht völlig inaktiv sind. Dieser zusätzliche Energieverbrauch wird Leistungsumsatz genannt. Der Leistungsumsatz fällt gering aus, wenn wir z. B. überwiegend sitzenden Tätigkeiten nachgehen, und steigt mit dem Anteil und der Intensität der körperlichen Aktivität deutlich an. Grundumsatz und Leistungsumsatz zusammen ergeben den Gesamtenergieverbrauch eines Menschen, z. B. während eines Tages. Dieser Energieverbrauch kann in denselben Einheiten angegeben werden wie der Energiegehalt unserer Nahrung, also in Kilojoule (kJ) oder Kilokalorien (kcal). Die sogenannte Energiebilanz stellt unseren Energieverbrauch unserer Energieaufnahme gegenüber. Diese Gegenüberstellung wird wie die Ermittlung des Gesamtenergieverbrauchs eines Menschen auf einen Zeitraum bezogen, z. B. wieder 24 Stunden. Eine negative Energiebilanz zu haben bedeutet, dass wir innerhalb eines Bezugszeitraums weniger Energie über unsere Nahrung aufnehmen als wir verbrauchen, also pro Tag, pro Woche oder pro Monat. Umgekehrt bedeutet eine positive Energiebilanz zu haben, dass wir mehr Nahrungsenergie aufnehmen, als wir verbrauchen.

In der Physik ist definiert, dass Energie nicht zerstört oder erzeugt werden kann, sie kann aber in eine andere Form umgewandelt werden oder in oder aus einem System transportiert werden. Beispielsweise kann die chemische Energie in unserer Nahrung in Stoffwechselprozessen verwertet werden, in denen die Energie dann in körpereigene energiereiche Substrate, neue Zellen oder Bewegungsenergie umgewandelt wird. Energieverbrauchende Stoffwechselreaktionen unseres Körpers geben dabei Wärmeenergie ab, durch die wir unsere Körpertemperatur aufrechterhalten. Gibt unser Körper Körperwärme an die Umgebung ab, wird Energie aus unserem System abgegeben, nicht aber zerstört. Sie steht uns dann jedoch nicht mehr zur Verfügung. Bei einer positiven Energiebilanz speichert der Körper den nicht direkt verwertbaren Energieüberschuss. Dies erfolgt hauptsächlich in Form von energiereichem Körpergewebe als Depotfett oder in den Kohlenhydratspeichern von Muskeln und Leber in der Form des Vielfachzuckers Glykogen. Bei einer negativen Energiebilanz nehmen wir dann energiereiche Körpersubstanz ab, je nach Stoffwechselsituation kann dies Körperfett, Körperprotein oder gespeichertes Glykogen sein. Eine negative Energiebilanz ist in jedem Fall Grundvoraussetzung für die Freisetzung unserer Fettreserven. Das gilt unabhängig von der Ernährungsform. 1 kg unseres Körperfettgewebes beinhaltet dabei eine freisetzbare Energiemenge von rund 7.500 kcal. Mit anderen Worten, Sie müssen über einen gewissen Zeitraum in der Summe 7.500 kcal weniger Nahrungsenergie zuführen, als Sie in diesem Zeitraum benötigen, um 1 kg Köperfett loszuwerden. Deutlich schneller kann dagegen der umgekehrte Weg ablaufen, da der gesunde menschliche Körper pro Zeiteinheit mehr Energie durch Nahrung aufnehmen und speichern kann als er zu verbrauchen in der Lage wäre. Wenn Sie einen Energieüberschuss von 7.500 kcal aufnehmen, wird der Körper diesen bei gefüllten Glykogenspeichern nahezu vollständig in seinen Fettreserven speichern.

Für uns ist es heute nicht mehr relevant, dass wir nach einem guten Jagderfolg innerhalb weniger Tage so viel Nahrung aufnehmen wie uns möglich ist und dabei mehrere tausend Kilokalorien an Energie über unserem Bedarf verzehren und diese als Reserven anlegen. Viele von uns sehen sich eher mit einer langfristigen Gewichtszunahme über Monate oder Jahre konfrontiert.

Selbst wenn wir keinerlei Vorstellung von den einzelnen Energiebeträgen haben, die täglich durch unseren Körper verbraucht werden bzw. die wir über unsere Nahrung jeden Tag zuführen, ergibt sich für jeden von uns eine Energiebilanz, welche positiv, negativ oder ausgeglichen sein kann. Es ist dabei eher unwahrscheinlich, dass Energieverbrauch und Energieaufnahme exakt gleich sind, die Energiebilanz also ausgeglichen ist und unsere Körperfettmenge langfristig genau gleichbleibt. Abhängig von unserer Konstitution, unseren Essgewohnheiten und unserem Aktivitätsmuster werden wir zu- oder abnehmen. Da wir mindestens in der westlichen Welt heute zum großen Teil dauerhaft im Nahrungsüberschuss leben, haben viele Menschen über die Zeit einen nennenswerten Energiespeicher in Form von Fettgewebe angelegt. Rechnen wir es einmal aus. Wenn jemand nur 7.500 kcal : 365 Tage = 20,5 kcal pro Tag mehr als benötigt an Nahrungsenergie zuführt, würde diese Person innerhalb eines Jahres ein Kilogramm Körperfett zunehmen. Und schauen Sie bei Gelegenheit einmal auf die Nährwertkennzeichnung von Lebensmitteln, die Sie demnächst zur Hand haben, wie wenig Nahrung dies ist. Und eine reine Steuerung einer ausgeglichenen Energiebilanz über unser Hungergefühl ohne Berücksichtigung von Spiegelbild und Körpergewicht ist für viele Menschen zu ungenau. Da den frühen Menschen wie auch den Tieren die Beträge ihres Energiebedarfs unbekannt waren, waren für viele Spezies Botenstoffe für Hungerreize und das Belohnungssystem nötig, damit sie nicht ausstarben. Über diese Botenstoffe wurde z. B. auch der frühe Mensch stark genug motiviert, um immer wieder auf die Jagd zu gehen oder Nahrung zu sammeln und damit eine ausreichende Nährstoff- und Energieversorgung zu ermöglichen. Nach Möglichkeit haben Lebewesen bei guter Verfügbarkeit von Nahrung einen guten Ernährungsstatus aufgebaut, der sie auch über Zeiten der Nahrungsknappheit bringen konnte. Die Nahrungsverfügbarkeit wird daher von den meisten Lebewesen natürlicherweise ausgenutzt, um über den Bedarf hinaus noch Reserven anzulegen.

Wenn Sie nun hingegen Körperfett reduzieren möchten, ist dafür die erste und wichtigste Grundvoraussetzung, dass Sie eine negative Energiebilanz haben. Sie können Ihren Energieverbrauch z. B. durch mehr Bewegung erhöhen oder Ihre Energiezufuhr reduzieren oder beides. Das Energiedefizit dieser Bilanz soll der Körper dann über die eigenen Reserven ausgleichen. Was weiter nötig ist, damit der Körper dazu auch tatsächlich in der Lage ist, erfahren Sie im nächsten Kapitel. Zunächst aber noch einiges zur negativen Energiebilanz. Wenn wir z. B. 20 kg Körperfett reduzieren möchten, wäre dies eine gespeicherte Energiemenge von 20 x 7.500 kcal = 150.000 kcal. Wenn eine Beispielperson einen Energiebedarf von 2.500 kcal pro Tag hat, würde diese gespeicherte Energiemenge bei Nulldiät für 150.000 kcal : 2.500 kcal pro Tag = 60 Tage ausreichen. Nun ist Energie jedoch nicht das Einzige, was wir zum Überleben und Funktionieren benötigen. Neben Wasser, welches keine Energie liefert, benötigen wir essentielle Nährstoffe für wichtige Körperfunktionen, die wir teilweise deutlich weniger lange speichern können und ohne deren ausreichende Zufuhr wir erkranken würden. Aus diesem Grund ist es wichtig, dass wir eine Nahrung zuführen, die uns trotz negativer Energiebilanz noch ausreichend mit lebenswichtigen Nährstoffen versorgt. Daraus folgt, dass das erzeugte Energiedefizit nicht zu groß ausfallen darf. Ein Energiedefizit von etwa 15-25 % kann für eine Reduktionsdiät als sinnvoll angesehen werden, bei sehr niedrigem Gesamtenergiebedarf kann auch ein geringeres Defizit sinnvoll sein.

Betrachten wir erneut oben genannte Beispielperson mit dem täglichen Energiebedarf von 2.500 kcal, so würde sich bei 15- bis 25-prozentiger Reduktion der Energiezufuhr ein Energiedefizit von 0,15 x 2.500 kcal = 375 kcal bis 0,25 x 2.500 kcal = 625 kcal pro Tag ergeben. Die tägliche Energieaufnahme der Beispielperson würde also zwischen 2.500 kcal − 625 kcal = 1.875 kcal und 2.500 kcal - 375 kcal = 2.125 kcal liegen. Damit würde die Beispielperson pro Woche 375 kcal x 7 = 2.625 kcal bis 625 kcal x 7 = 4.375 kcal einsparen und dieses Energiedefizit bei dessen Ausgleich durch die Mobilisierung der Fettreserven in einer Körperfettreduktion von 2.625 kcal : 7.500 kcal = 0,35 kg bis 4.375 kcal : 7.500 kcal = 0,58 kg pro Woche resultieren.

Das vorgeschlagene Energiedefizit von 15-25 % des Energiebedarfs soll als geeigneter Orientierungsbereich dienen, von dem geringfügig abgewichen werden kann. Mit dem genannten Energiedefizit und bestmöglicher Beachtung der in den nachfolgenden Abschnitten beschriebenen Aspekte ist eine langsame und stetige Körperfettreduktion sehr gut möglich, sicher und gesundheitlich unbedenklich.

Reduktionsdiäten mit deutlich höheren angepriesenen Gewichtsverlusten pro Zeiteinheit sind nicht sinnvoll. Über obige Berechnung können diese Ernährungsformen und Diäten leicht geprüft werden. Entweder wird hierbei viel zu wenig Energie zugeführt oder es werden Gewichtsverluste herbeigeführt, die nicht aus Körperfett bestehen (Wasserverluste, Änderung des Darmgewichts usw.). Teilweise werden auch grundlegende physikalische Gesetze (z. B. Energieerhaltungssatz) ignoriert oder aus Unwissenheit indirekt geleugnet. Demgegenüber ist jede nicht in einem Gewichtsverlust resultierende Reduktionsdiät mit der Nichteinhaltung eines Energiedefizits erklärbar, gleiches gilt auch für eine Stagnation eines anfänglichen Abnehmerfolges. Der einzig sichere Weg zur erfolgreichen Körperfettreduktion ist die gezielte Kontrolle und Steuerung über das persönliche Energiedefizit, womit ein jeder seinen Erfolg selbst in der Hand hat. Alle individuellen Faktoren wie Konstitution, Geschlecht, Aktivität, Sport, Stoffwechselrate, Hormonprofil, Verdauungseffektivität und Nahrungsverwertung inklusive der damit einhergehenden Energieflüsse und viele weitere fließen dabei ohne deren aufwändige Einzelevaluierung in die durchgeführten einfachen Berechnungen ein, vornehmlich über die Ermittlung und regelmäßige Korrektur des individuellen täglichen Energiebedarfs. Das genaue Vorgehen wird in späteren Abschnitten dieses Buches noch beschrieben.

Ein niedriger physiologischer Insulinspiegel

Insulin wirkt hemmend auf die Lipolyse.[3][11][12][13][14][15][16] Die Lipolyse ist der Fettabbau in den Adipozyten (Fettzellen) des Fettgewebes. Die hemmende Wirkung des Insulins ist abhängig von seiner im Blutserum vorliegenden Konzentration. Insulin wird in der Bauchspeicheldrüse produziert und ist ein lebenswichtiges Hormon, welches insbesondere am Kohlenhydratstoffwechsel beteiligt ist. Es wird in erster Linie bei erhöhter Blutglucosekonzentration ausgeschüttet. Insulin wirkt blutzuckersenkend, indem es die Aufnahme von Glucose aus dem Blut in die Körperzellen anregt. Auch der Anstieg der Aminosäurekonzentrationen im Blut bewirkt eine Insulinsekretion[17], hierbei wird jedoch gleichzeitig der Gegenspieler Glucagon ausgeschüttet, welcher die Gluconeogenese anregt, womit Glucose aus dem erhöhten Aminosäureangebot hergestellt werden kann. Eine Änderung des Blutzuckerspiegels ist in dem Fall kaum festzustellen. Ein Mindestanteil an Glucose im Blut muss vom Organismus immer aufrechterhalten werden, um Erythrozyten und Nierenmark, sowie in nicht ketogenem Stoffwechselzustand zusätzlich das Gehirn ausreichend mit Energie versorgen zu können.[3]

Ist der Blutzuckerspiegel beim Stoffwechselgesunden bei einer niedrigen physiologischen Konzentration, ist Insulin dies normalerweise auch. Insbesondere nach dem Verzehr kohlenhydrathaltiger Nahrung wird über die daraus gewonnene Glucose der Glucoseanteil im Blut erhöht und als Reaktion darauf durch eine Erhöhung des Insulinspiegels wieder gesenkt. Bei stark kohlenhydratarmer Nahrung oder vorübergehender Nahrungspause werden durch andere Hormone gegenläufige Prozesse eingeleitet, um die durch den permanenten Verbrauch absinkende Glucosekonzentration im Blut auf dem benötigten Level zu halten, z. B. über die durch Glucagon stimulierte Gluconeogenese, der Glucoseneubildung aus glucogenen Aminosäuren, Glycerin oder Lactat.[3] Der Insulinspiegel bleibt dabei auf niedrigem Niveau. Insulin hat neben der blutzuckersenkenden Wirkung und der Hemmung des körpereigenen Fettabbaus in Abhängigkeit seiner Blutserumkonzentration weitere Effekte, wie die Förderung des Aufbaus von Fettgewebe aus Kohlenhydraten, die Glykogenspeicherung, den Proteinaufbau und die Hemmung der Ketogenese.[3]

Die Lipolyse im Fettgewebe ist auf der einen Seite Voraussetzung, dass gespeicherte Triglyceride energetisch verwertet und damit bei einer Reduktionsdiät zum Ausgleich eines Energiedefizits herangezogen werden können. Eine moderat hemmende Wirkung auf die Lipolyse hingegen ist jedoch notwendig und bereits bei niedrigen physiologischen Insulinspiegeln vorhanden.[3] Sie schützt uns z. B. vor der lebensgefährlichen Ketoazidose, wie sie bei unbehandelten Typ-1-Diabetikern mit absolutem Insulinmangel in Erscheinung treten würde.

Bei niedrigen physiologischen Insulinkonzentrationen im Blut, wie sie nach längerem Nahrungsverzicht oder bei der ketogenen Ernährung erreicht werden, finden Lipolyse und Ketogenese in Abhängigkeit des Energiebedarfs und in einem Ausmaß statt, bei dem es zu gesundheitlich unbedenklichen Ketonkörperkonzentrationen im Blut kommt und die Ketonkörperverwertung und Ausscheidung sich im Gleichgewicht mit der Ketogenese befinden. Während also ein minimaler natürlicher Insulinspiegel lebenswichtig ist und die bei einer Reduktionsdiät gewollte Lipolyse und

Fettverbrennung in einem gesundheitlich unbedenklichen Rahmen zulässt, führt jede darüberhinausgehende Erhöhung des Insulinspiegels - insbesondere durch den Verzehr kohlenhydrathaltiger Lebensmittel - zu einer zunehmenden Hemmung der Lipolyse und einer Minderung der energetischen Verwertbarkeit von Fettsäuren aus dem körpereigenen Depotfett. Eine Änderung der Lipolyseaktivität lässt sich im Fettgewebe über die Messung der Glyzerinkonzentration gut zeigen, da Glyzerin dort in nennenswerter Menge nur bei der Spaltung von Fetten in Glyzerin und Fettsäuren anfällt. In Versuchen mit derartigen Messungen im Fettgewebe stoffwechselgesunder Probanden, ausgehend von Seruminsulinspiegeln von umgerechnet ca. 5-9 µE/ml, konnte durch eine Erhöhung des Seruminsulinspiegels auf umgerechnet etwa 55 µE/ml eine über 70-prozentige Hemmung der Lipolyse im Depotfett gegenüber den Ausgangswerten erreicht werden.[16] Und bereits bei einer Konzentrationserhöhung des Insulinspiegels auf umgerechnet etwa 17 µE/ml lag die Hemmung in dieser Studie schon bei über 40 %. Von einer gewissen analytischen Variabilität zwischen den messenden Laboren einmal abgesehen, liegen die Nüchterninsulinspiegel im Blutserum von nicht adipösen Stoffwechselgesunden zumeist unter 20 µE/ml[3], oft unter 10 µE/ml.[vgl.18] Bei adipösen Nichtdiabetikern liegen die Insulinwerte häufig zwei- oder dreimal so hoch[vgl.18][vgl.19][vgl.20], wobei sich derartig höhere Werte bereits nach mehrtägigem Fasten halbieren können.[19] Doch selbst bei Insulinkonzentrationen um die 30-40 µE/ml ist die Lipolyse noch möglich und eine nicht allzu große negative Energiebilanz durch Speicherfett noch ausgleichbar.

Der Verzehr von kohlenhydrathaltigen Lebensmitteln kann die Lipolyse mit steigender Insulinsekretion jedoch stark ausbremsen. Diese Wirkung ist beim adipösen Nichtdiabetiker mit höheren Nüchterninsulinspiegeln im Vergleich zur normalgewichtigen Person umso ausgeprägter, da die Insulinspiegel hier weit höhere Konzentrationen erreichen. So wurden in einer Vergleichsstudie die Insulinreaktionen nach verschiedenen Glucosegaben (in mehrtägigem Abstand, 10 g, 25 g und 75 g gelöst in 300 ml Leitungswasser über eine Magensonde) von Normalgewichtigen und adipösen Nichtdiabetikern gemessen.[18] Die nüchternen Ausgangswerte lagen bei den adipösen Nichtdiabetikern gut dreimal so hoch. Die maximalen Insulinwerte im Blutserum lagen bei den Normalgewichtigen nach den drei genannten Glucosegaben im Mittel bei 15,6 ± 2,5 µE/ml, 24,5 ± 3,3 µE/ml und 39,9 ± 5,9 µE/ml und bei den adipösen Nichtdiabetikern bei 45,6 ± 4,0 µE/ml 82,3 ± 9,9 µE/ml und 101,5 ± 10,6 µE/ml.[18] Andere Studien fanden nach oraler Glucosegabe von 100 g ähnliche Unterschiede in den Insulinreaktionen von adipösen Nichtdiabetikern und gesunden Normalgewichtigen.[20][21]

Für das Ziel der Gewichtsreduktion durch den Abbau von Körperfett sind bezüglich des Insulinspiegels jedoch die gesamten Tagesverläufe über Wochen und Monate relevant und entscheiden maßgeblich und individuell für jeden, wie stark die Lipolyse sein kann und welchen Anteil die dabei abgebauten Fette an der Energiegewinnung haben können. Liegt eine negative Energiebilanz vor, der Insulinspiegel ist aber die meiste Zeit hoch, so kann das Energiedefizit nur eingeschränkt über die Fettreserven gedeckt werden, in nennenswerter Menge vielleicht nur für ein paar Stunden nach längerer Nahrungspause, z. B. vor der ersten Tagesmahlzeit. Durch den Energiesubstratmangel kann weniger Körperenergie in Form von ATP erzeugt werden, welche von jeder Zelle benötigt wird. Damit müssen weniger wichtige Prozesse entschleunigt werden. Ein Teil des verbleibenden

Energiedefizits muss dann über andere Quellen und Mechanismen ausgeglichen werden, z. B. durch Verbrauch von Körperprotein aus der Skelettmuskulatur, diese stellt gegenüber anderen Organen den größten und entbehrlichsten Proteinspeicher dar. Längerfristig wird so auch der Energieverbrauch reduziert, da das Muskelgewebe einen hohen Energiebedarf aufweist. Jedoch ist eine langfristige energetische Verwertung von Gewebeprotein eine Gefahr für die Gesundheit und das Leben.

Liegt hingegen ein überwiegend niedriger Insulinspiegel vor, der Organismus befindet sich aber in einer positiven Energiebilanz, so wird er Gewicht aufbauen, da er nicht das gesamte verfügbare Substrat energetisch verwerten kann.

Eine erfolgreiche Reduktionsdiät sollte neben der Einhaltung einer negativen Energiebilanz also eine Lebensmittelauswahl mit einer überwiegend günstigen Insulinantwort aufweisen. So kommt es mit anlaufender Lipolyse nicht zu einem Energiesubstratmangel, zumindest solange die Körperfettdepots noch gefüllt sind. Eine Nulldiät, die außer Wasser gar keine Lebensmittel enthält, hätte den stärksten positiven Effekt auf den Insulinspiegel, diese ist jedoch bestenfalls zeitlich stark begrenzt empfehlenswert, da der Organismus über die vorübergehend entbehrliche Makronährstoffzufuhr hinaus auf überlebensnotwendige Mikronährstoffe angewiesen ist, dazu aber später mehr.

Von verschiedenen möglichen Zusammensetzungen der Nahrung wirken sich Ernährungsformen mit (nahezu) keinen Kohlenhydraten, moderatem Proteinanteil und hohem Fettanteil am besten auf den langfristigen Insulinspiegel aus. Die Auswirkung von Lebensmitteln auf den Insulinspiegel kann gut mit dem sogenannten Insulinindex beschrieben werden. Diese Kennzahlen setzen die Insulinreaktionen von Lebensmitteln oder gemischten Mahlzeiten gleichen

Energiegehalts zueinander ins Verhältnis. Verglichen werden dabei nicht die maximal erreichten Insulinwerte, sondern die Flächen unter den Verlaufsgraphiken der resultierenden Seruminsulinkonzentrationen. Die Insulinindizes der Lebensmittel werden dafür als Bezugswert zum Insulinindex von Weißbrot mit gleichem Energiegehalt dargestellt, für das der Indexwert auf 100 % festgelegt ist.[22] Die Kohlenhydrate von Weißbrot sind leicht verdaulich und die freigesetzte Glucose ist relativ schnell im Blut verfügbar. Bei gleicher Energie werden die Auswirkungen auf den Verlauf des Insulinspiegels vor allem mit zunehmendem Anteil leicht verfügbarer Kohlenhydrate und mit abnehmendem Fettgehalt größer.[22][23] Für leicht verfügbare Proteinquellen steigen die Werte mit fallendem Fettanteil ebenfalls an. Aus der Lebensmittelauswahl und -kombination ergibt sich, dass bereits eine nicht ketogene Low Carb Ernährung mit hohem Fettanteil eine empfehlenswerte Alternative für Personen ist, die mit der ketogenen Ernährung nicht gut zurechtkommen. Eine ketogene Ernährung mit einer maximalen täglichen Kohlenhydrataufnahme von 30-35 g und einem mittleren Fettgehalt der Mahlzeiten von ca. 65-80 % der Nahrungsenergie sorgt bestmöglich für eine zu vernachlässigend geringe nahrungsbedingte Insulinwirkung, ohne eine ungenießbare Ernährungsform zu erhalten.

Weiterhin und unabhängig von der gewählten Ernährungsform wirkt es sich zudem langfristig positiv auf den Insulinspiegel aus, die Anzahl der Tagesmahlzeiten zu reduzieren, ohne die Energiemenge dadurch weiter zu verringern. Je nach täglicher Energieaufnahme und individueller Verdauungskapazität z. B. auf zunächst drei Tagesmahlzeiten ohne Zwischenmahlzeiten und nach etwas Gewöhnungszeit auf zwei Mahlzeiten pro Tag. Nahrungspausen sind förderlich für den Verdauungsprozess, da nicht immer wieder halbverdaute mit neu zugeführter unverdauter Nahrung vermischt wird. Längere Pausen sind ganz natürlich und gesundheitsförderlich und der Organismus wird metabolisch flexibler, indem er u. a. die energetische Verwertung von Fetten und die Blutzuckerregelung durch Glykogen und Gluconeogenese trainiert. Empfehlungen von häufigeren kohlenhydrathaltigen Mahlzeiten und Zwischenmahlzeiten trainieren genau diese Flexibilität ab, da hierdurch über den Tag eine verhältnismäßig gleichmäßige Glucoseaufnahme ins Blut zur Verfügung steht.

Individuelle Praktikabilität

Die besten Pläne für eine effektive Reduktionsdiät bringen dem einzelnen Anwender dann nichts, wenn sie für diesen zu kompliziert sind, um korrekt umgesetzt zu werden oder nicht durchgehalten werden können. Am einfachsten sind sogenannte Formula-Diäten, bei denen Mahlzeiten z. B. durch angerührte Fertigdrinks ersetzt werden. Hier muss der Anwender sich über die Nährstoffzusammensetzung und den Energiegehalt am wenigsten Gedanken machen. Die verfügbaren Verteilungen der Makronährstoffe solcher Produkte sind jedoch stark eingeschränkt und hauptsächlich kohlenhydratlastig und damit aufgrund der in den vorangegangenen Kapiteln bereits beschriebenen Aspekte wenig empfehlenswert.

In diesem Leitfaden wird eine ketogene Ernährung empfohlen, die maximal 30-35 g Kohlenhydrate pro Tag enthält, im Mittel etwa. 65-80 % der aufgenommenen Nahrungsenergie in Form von Fett liefert und eine ca. 15-25-prozentige negative Energiebilanz einhält. Bei allen Vorteilen ketogener Ernährungsformen bedingt deren korrekte Umsetzung jedoch gute Kenntnisse über die Zusammensetzung der verzehrten

Lebensmittel. Der Erwerb dieser Kenntnisse ist nicht kompliziert, macht eine ketogene Reduktionsdiät aber zumindest zu Beginn zu einer der anspruchsvolleren Diäten. Belohnt wird der Anwender dafür mit hervorragenden Erfolgsaussichten. Zum einen sind ketogene Reduktionsdiäten bezüglich der Reduktion von Körperfett den fettarmen Reduktionsdiäten überlegen[24], dies ist aufgrund der bereits beschriebenen Einflüsse auf den Energiestoffwechsel auch wenig überraschend. Ein weiterer großer und häufig entscheidender Vorteil ketogener Ernährungsformen ist, dass sie weniger Hunger und eine bessere Sättigung mit sich bringen.[2]

Bei fettarmen Reduktionsdiäten hingegen ist der sättigende Effekt des Protein- und Fettanteils schwächer, sie werden häufiger nicht wie geplant durchgehalten.[25][26] Kohlenhydrathaltige Ernährungsweisen gehen zudem generell mit Schwankungen des Blutzuckerspiegels einher, welche wiederum in den Zeitbereichen des insulinbedingten starken Blutzuckerabfalls und bei niedrigeren Blutzuckerkonzentrationen zu einem starken Verlangen nach kohlenhydratreicher Nahrung führen können. Insbesondere bei metabolischer Inflexibilität durch langjährige mehrfach tägliche Kohlenhydrataufnahme kann diesem Verlangen nur schwer widerstanden werden, was zum Abbruch von Diäten führen kann.

Diese Problematik entfällt bei der ketogenen Ernährung nach entsprechender Stoffwechselumstellung völlig, ist aber zu Diätbeginn i. d. R. ebenfalls erst einmal stark spürbar. Eine gesunde metabolische Flexibilität hin zu einer besseren Fähigkeit der energetischen Verwertung von Fettsäuren durch die Steigerung der β-Oxidation kann mit einer längerfristigen ketogenen Ernährung zurückerlangt werden.[27] Gerade für die Reduktion eines größeren Fettspeichers ist eine mehrmonatige konsequente Einhaltung einer Diät nötig, womit die Vorteile des reduzierten Hungers, der besseren Sättigung und des wegbleibenden Verlangens nach kohlenhydratreicher Nahrung deutlich überwiegen. Der geringfügig höhere Aufwand bei der Nahrungszusammenstellung, in der Form, dass die Zusammensetzungen der Lebensmittel ggf. erst nachgeschaut werden müssen, reduziert sich mit einstellender Routine und sich wiederholenden Mahlzeiten deutlich. Es lohnt sich deshalb, eine ketogene Ernährung zu planen und durchzuführen und mit ihr langfristiger und nachhaltiger zu profitieren.

Ketose und Gesundheit

Wissenschaftliche Erkenntnisse

Neben der bereits erwähnten Überlegenheit ketogener Reduktionsdiäten gegenüber fettreduzierten Reduktionsdiäten bei der Abnahme von Körperfett[24][25][26] wurden zahlreiche weitere Auswirkungen der Kohlenhydratrestriktion auf den menschlichen Stoffwechsel untersucht. Gegenüber dem übermäßigen Kohlenhydratverzehr in der westlichen Welt, welcher metabolische Fehlfunktionen bewirken kann, können durch eine starke Kohlenhydratreduktion positive Effekte auf den Insulinspiegel, die Insulinempfindlichkeit, Blutfettwerte, Entzündungsmarker und den Blutdruck gezeigt werden.[28] In einer Studie wurde über 56 Wochen die Langzeitwirkung der ketogenen Ernährung auf bestimmte Blutfettwerte bei gesunden adipösen Männern und Frauen sowohl mit normalen als auch mit erhöhten Cholesterinwerten untersucht und die Sicherheit dieser Ernährungsweise bewertet.[29] In beiden Personengruppen konnte eine signifikante Reduktion der Blutwerte für Gesamtcholesterin, LDL-Cholesterin und Triglyceride festgestellt werden, während die Werte für das HDL-Cholesterin („gutes Cholesterin") signifikant anstiegen[29], was für alle Marker eine Verbesserung darstellt. Die Autoren dieser Studie bewerteten die längerfristige Anwendung der ketogene Ernährung aufgrund der positiven Auswirkungen unabhängig vom Cholesterinspiegel der Anwender als sicher. In einer anderen Studie wurde für Personen mit einer Diagnose für das metabolische Syndrom, Prädiabetes oder Typ-2-Diabetes in einer Untergruppe, die eine ketogenen Ernährung ohne Sport befolgte, nach 10 Wochen eine stärkere Reduktion der Nüchtern-Triglyceride und der Körperfettmasse erzielt, als für eine Kontrollgruppe dieses Personenkreises mit einer SAD (Standard American Diet) und 120-150 Minuten Sport pro Woche.[27] Mittels ketogener Ernährung ist es laut den Studienautoren möglich, das metabolische Syndrom erfolgreich zu behandeln und viele ihrer Pathologien umzukehren, indem mit ihr die β-Oxidation wieder zum Laufen gebracht werden kann.[27] Da eine Kohlenhydratrestriktion auch ohne gleichzeitigen Gewichtsverlust Marker für die kardiovaskuläre Gesundheit verbessert, sind historische Einwände aufgrund möglicher Gefahren derartiger Ernährungsweisen nicht länger haltbar.[30] Aufgrund positiver Datenlage sollte eine Kohlenhydratrestriktion bei Patienten mit Typ-2-Diabetes oder metabolischem Syndrom in Zusammenarbeit mit dem behandelnden Arzt zumindest in Erwägung gezogen werden.[30] Andere Autoren finden aufgrund der bisherigen Studienlage, das der Einsatz einer ketogenen Ernährung als bevorzugte Behandlungsmethode bei Adipositas und Typ-2-Diabetes in Erwägung gezogen werden kann.[31]

Gegenüber den genannten Vorteilen kohlenhydratarmer Diäten werden fettarme Ernährungsweisen, wenn diese zugleich einen hohen Kohlenhydratanteil aufweisen, mit einer Erhöhung der Triglyceridspiegel, einer schlechteren Blutzuckerkontrolle und einer Verminderung der HDL-Cholesterinwerte in Verbindung gebracht.[32]

Einen ganz anderen Bereich betreffend, stellt die ketogene Ernährung schon seit den 1920er Jahren eine Behandlungsmöglichkeit von Epilepsien dar[1][27][33][34], weshalb sich die Wissenschaft notwendigerweise schon sehr lange mit zahlreichen ernährungsphysiologischen Aspekten dieser Ernährungsweise beschäftigt hat und maßgeblich die ihr zugrunde liegenden Stoffwechselbesonderheiten aufklären konnte.

Ihre persönliche Situation

Gesundheitliche Aspekte sollten Sie bei einer Reduktionsdiät mitberücksichtigen. Erfreulicherweise sind ketogene Ernährungsformen aufgrund zahlreicher positiver Auswirkungen mittlerweile weit verbreitet und die verfügbaren Informationen entsprechend umfassend.

Trotz guter und positiver Informationslage kann es für Sie sinnvoll sein, sich vor einer recht radikalen Ernährungsumstellung von einer kohlenhydratlastigen auf eine ketogene Ernährung mit einem ernährungsphysiologisch ausgebildeten Arzt abzusprechen und sich ggf. vor Diätbeginn sowie nach einigen Wochen untersuchen zu lassen. Gerade bei vorbestehenden Erkrankungen sollte das Gespräch mit dem Arzt in Anspruch genommen werden. Ziehen Sie auch einen Arztwechsel in Betracht, sollten Sie mit Ihrem Anliegen nicht ernstgenommen werden.

Eine schrittweise Ernährungsumstellung über einige Wochen mit langsamer Kohlenhydratreduktion kann ebenfalls sinnvoll sein und den Einstieg erleichtern. Allgemein sind fettreiche, kohlenhydratreduzierte Ernährungsformen auf der Basis von fettem Fleisch, Innereien, Fisch, Eiern, Gemüse und Nüssen entwicklungsgeschichtlich natürlicher als der heute in der westlichen Ernährung weit verbreitete hohe Konsum von zucker- und stärkehaltigen hochverarbeiteten Lebensmitteln, Getreideerzeugnissen und Milchprodukten.

Die Auswirkungen einer Ernährungsweise auf Ihre persönliche Gesundheit sind jedoch nicht nur auf die Verteilung der Makronährstoffe Fett, Kohlenhydrate und Protein oder den Gesamtenergiegehalt beschränkt, wenngleich wesentliche Effekte hierüber steuerbar sind. Ob eine Ernährungsweise für Sie nun gesund ist oder nicht hängt unter Berücksichtigung individueller Faktoren auch von den tatsächlich ausgewählten

Lebensmitteln ab. So kann es in jeder Ernährungsweise Lebensmittel geben, die als eher günstig oder als eher ungünstig anzusehen sind. So können Lebensmittel aufgrund ihrer Herkunft oder durch Ihre Herstellung belastet sein oder von einer individuellen Person nicht vertragen werden. Auf der anderen Seite benötigt der Körper neben Energie und Baustoffen auch sogenannte lebenswichtige Mikronährstoffe. Diese Vitalstoffe sind Vitamine, Mineralstoffe, Spurenelemente, essentielle Aminosäuren und essentielle Fettsäuren. Sie sind in verschiedenen Lebensmitteln in unterschiedlicher Konzentration enthalten, häufig sind ihre Verteilungsmuster, ähnlich wie bei den Makronährstoffen, für bestimmte Lebensmittelgruppen charakteristisch. Ein Mangel an einem essentiellen Nährstoff hätte bei jedem Menschen gesundheitliche Beeinträchtigungen zur Folge und würde bei vollständigem Fehlen nach einiger Zeit sogar zu Krankheit und Tod führen. Ein totaler Mangel eines essentiellen Nährstoffs ist nicht sehr wahrscheinlich, dennoch bergen einschränkende Ernährungsformen, zu denen auch ketogene Reduktionsdiäten gehören, eine höhere Gefahr eines Vitalstoffdefizits, sollten sie in ihrer Lebensmittelauswahl zu einseitig ausfallen. Generell ist eine abwechslungsreiche Auswahl möglichst natürlich erzeugter, vitalstoffreicher Lebensmittel aus verschiedenen Lebensmittelgruppen als günstig zu werten. Stark verarbeitete und veränderte Lebensmittel mit vielen Zusatzstoffen, hoher Energiedichte und niedrigem Vitalstoffgehalt sind eher ungünstig. Um Ihnen eine sinnvolle individuelle Lebensmittelzusammenstellung zu ermöglichen, werden in späteren Abschnitten noch wichtige Grundkenntnisse zu Vitalstoffen erläutert und eine Übersicht über die Zusammensetzung von Lebensmitteln ausgewählter Lebensmittelgruppen zusammengestellt.

Ernährungsphysiologische Grundlagen

Zweck der Ernährung

Der physiologische Zweck der Ernährung ist die Lieferung von Nährstoffen und Wasser zur Aufrechterhaltung des Stoffwechsels und der Körperfunktionen. Energie- und Nährstoffbedarf des Einzelnen hängen von Alter, Geschlecht, Konstitution, Aktivität und einigen anderen Faktoren ab.
Die Ernährung erfolgt über die Zufuhr von Nahrungsmitteln und Wasser. Die großen Moleküle verwertbarer Lebensmittelbestandteile werden im Verdauungssystem zu niedermolekularen Einheiten aufgespalten und z. B. als Baustoffe für den Körper neu zusammengesetzt oder zur Energiegewinnung herangezogen. Bestimmte kleine Teilchen können ohne Aufspaltung aufgenommen und z. B. ihren speziellen Verwendungszwecken zugeführt werden. Nicht verwertbare Bestandteile und Stoffwechselendprodukte werden ausgeschieden. Die Zusammensetzung der Nahrungsmittel kann grob in Makronährstoffe, Mikronährstoffe und Wasser aufgeteilt werden. Makronährstoffe machen neben Wasser den größten Mengenanteil der zugeführten Stoffe aus. Hierbei handelt es sich um Kohlenhydrate, Proteine und Fette. Während Proteine und Fette auch als Baustoffe dienen, können alle drei Nährstoffe energetisch verwertet werden. Unter Mikronährstoffen versteht man Vitamine, Mineralstoffe und Spurenelemente. Ballaststoffe sind unverdauliche Mehrfachzucker, die im menschlichen Dünndarm nicht durch körpereigene Verdauungsenzyme aufgespalten und aufgenommen werden können. Ballaststoffe können jedoch teilweise durch Bakterien des Dickdarms fermentiert werden, wobei unter anderem kurzkettige Fettsäuren entstehen, die

wiederum von den Darmzellen verwertet werden können. Die Lebensmittel unterschiedlicher Lebensmittelgruppen weisen i. d. R. charakteristische Schwerpunkte der Mikro- und Makronährstoffe sowie z. T. erheblich variierende Wasser- und Ballaststoffgehalte auf.

Mikro- und Makronährstoffe

Aus ernährungsphysiologischer Sicht sind für den Organismus die Art und die Menge der über Lebensmittel zugeführten und aufgenommenen Nährstoffe ausschlaggebend. Die verschiedenen Lebensmittel selbst dienen dabei als mögliche Lieferanten. Im Körper kommen zur Aufrechterhaltung der vielfältigen Aufgaben und Funktionen zahlreiche verschiedene Stoffe zum Einsatz. Viele dieser Stoffe stellt sich der Organismus aus anderen selbst her, bei einigen anderen hingegen ist er dazu nicht in der Lage.

Bei zwingend benötigten, aber nicht selbst herstellbaren Stoffen handelt es sich um sogenannte *essentielle* Nährstoffe. Sie müssen in jedem Fall in ausreichender Menge von außen zugeführt werden, so auch bei einer Reduktionsdiät. Für den erwachsenen Menschen essentielle Nährstoffe sind acht Aminosäuren, zwei Fettsäuren, einige Mineralstoffe und Spurenelemente sowie alle Vitamine, wobei Vitamin D als Ausnahme neben der oralen Zufuhr in relevanterer Menge auch bei ausreichender Sonneneinstrahlung in der Haut produziert werden kann. Auch Vitamin B_3 kann teilweise aus der Aminosäure Tryptophan hergestellt werden, allerdings nur in unzureichender Menge. Kohlenhydrate hingegen gehören beispielsweise nicht zu den essentiellen Nährstoffen, da sie vom Körper aus anderen Stoffen in ausreichender Menge selbst hergestellt werden können. Unter *semi-essentiellen*

Nährstoffen sind Stoffe zu verstehen, die nur unter bestimmten Bedingungen essentiell sind, hierunter fallen für den Menschen zwei weitere Aminosäuren. Darüber hinaus ist für wenige weitere Stoffe noch nicht eindeutig geklärt, ob diese essentiell sind oder nicht.

Die Funktionen der essentiellen Nährstoffe im menschlichen Körper sind äußerst vielfältig. Einige dienen als Baustoffe, andere sind Cofaktoren von Enzymen, durch die bestimmte Stoffwechselreaktionen erst ermöglicht werden, andere sind Vorstufen oder Bestandteile von Hormonen, Neurotransmittern und vielem mehr. Fehlen essentielle Nährstoffe können bestimmte Körperfunktionen nicht mehr in vorgesehener Weise ablaufen und der Organismus Gerät aus dem Gleichgewicht. Beschwerden und Krankheiten entstehen.[11] Je nach Ausprägung und Dauer des Mangels kann sogar Lebensgefahr eintreten.

In nachfolgender Tabelle 1 sind die derzeit bekannten essentiellen und semi-essentiellen Nährstoffe aufgelistet. Die Tabelle ordnet jedem der Nährstoffe mögliche geeignete Nahrungsquellen zu und führt für einige Stoffe beispielhaft erwähnenswerte Besonderheiten in Bezug auf eine ketogene Ernährungsweise auf.

Tabelle 1: Essentielle Nährstoffe und deren Lieferanten*

FETTLÖSLICHE VITAMINE	
Vitamin A	*Bedeutende Lieferanten:* Leber, Lebertran, Eigelb, Butter, Hartkäse, Möhren, Spinat, Grünkohl
	Allgemeine Anmerkungen: - Nahrungsfett für eine gute Resorption erforderlich - pflanzliche Quellen enthalten die pflanzliche Vorstufe und müssen im Körper in eine aktive Form umgewandelt werden
Vitamin D	*Bedeutende Lieferanten:* Lebertran, bestimmte Fischsorten
	Allgemeine Anmerkungen: - Nahrungsfett für eine gute Resorption erforderlich - öffentlich empfohlene Zufuhrmengen möglicherweise zu gering - ausreichende Versorgung über Lebensmittel außer Lebertran fast nicht möglich - Vitamin D wird in bedeutsamerer Menge durch Sonneneinstrahlung auf die ungeschützte Haut in der Haut produziert
Vitamin E	*Bedeutende Lieferanten:* Weizenkeimöl, Sonnenblumenöl, Rapsöl, Olivenöl, Leinöl, Haselnüsse, Paranüsse, Walnüsse, Erdnüsse
	Allgemeine Anmerkungen: - Nahrungsfett für eine gute Resorption erforderlich - Vitamin E besteht in natürlicher Form aus einer ganzen Stoffgruppe von Tocopherolen und Tocotrienolen, die in unterschiedlicher Gewichtung in verschiedenen Lebensmitteln

	Vorkommen, daher sollten verschiedene Quellen gewählt werden *Besonderheiten ketogene Ernährung:* - *ungesättigten Stellen in Fettsäuren sind oxidationsempfindlich, mit steigendem Verzehr insbesondere mehrfach ungesättigter Fette (z. B. in Form der essentiellen Fettsäuren) steigt deshalb der Bedarf an Vitamin E*[35] - *insbesondere bei Pflanzenölen mit hohem Anteil mehrfach ungesättigter Fettsäuren sollten Sorten mit hohem Vitamin E-Gehalt bevorzugt werden, manchen Pflanzenölen wird natürliches Vitamin E als Antioxidationsmittel zugesetzt*
Vitamin K	*Bedeutende Lieferanten:* - *Vitamin K_1: Viele Gemüsesorten in unterschiedlichen Mengen (vor allem grüne Blattgemüse), Traubenkernöl, Rapsöl* - *Vitamin K_2: Natto, Hartkäse, Hühnerei, Hühnerfleisch, Hühnerleber, Rindfleisch, Kalbsleber, Schinken, Schinkenspeck*[36] *Allgemeine Anmerkungen:* - *Nahrungsfett für eine gute Resorption erforderlich* - *Vitamin K_1 ist klassisch essentiell, Vitamin K_2 ist noch weniger gut erforscht* - *Vitamin K_2 zeigt positive Auswirkungen auf den Knochenstoffwechsel*[37] *und erlangt besonders in diesem Bereich wissenschaftliche Aufmerksamkeit*
WASSERLÖSLICHE VITAMINE	
Vitamin B_1 (Thiamin)	*Bedeutende Lieferanten:* *Schweinefleisch, Hühnerleber, Rindfleisch* *Besonderheiten ketogene Ernährung:* - *neben vielen weiteren Funktionen ist Thiamin in aktivierter Form Cofaktor*

	eines der Enzyme des alpha-Ketoglutarat-Dehydrogenase-Komplexes des Citratzyklus und damit für die Energiegewinnung aus Fettsäuren und anderen Nährstoffen unentbehrlich[11][38] - Bedarf je nach Lebensmittelauswahl bei ketogener Ernährung nicht leicht zu decken, besonders wenn wenig Schweinefleisch und Leber verzehrt wird; künstlich angereicherte Cerealien und andere angereicherte stark verarbeitete Lebensmittel werden nicht verzehrt, kein Getreideverzehr
Vitamin B$_2$ (Riboflavin)	*Bedeutende Lieferanten:* Hühnerei, Hühnerleber, Rindfleisch, Kalbfleisch, Schweinefleisch, Lammfleisch, Makrele, Hering, verschiedene Hartkäse
	Besonderheiten ketogene Ernährung: - Baustein u. a. des Flavin Coenzyms FAD und damit unentbehrlich für den Abbau von Fettsäuren in der β-Oxidation[11] - höherer Bedarf bei ketogener Ernährung aufgrund der höheren energetischen Verwertung von Fett ist naheliegend - Verwendung als gelber Lebensmittelfarbstoff in entsprechenden verarbeiteten Lebensmitteln, Süßigkeiten und Getränken, geringer Verzehr solcher Produkte bei ketogener Ernährung
Vitamin B$_3$ (Niacin)	*Bedeutende Lieferanten:* Fisch, Fleisch, Erdnusskerne, Champignons, Steinpilze
	Besonderheiten ketogene Ernährung: - Bestandteil der Coenzyme NAD und NADP und damit an unzähligen Stoffwechselreaktionen beteiligt, insbesondere auch an der Energiegewinnung aus den Makronährstoffen[11] - Bedarf bei ketogener Ernährung i. d. R. leicht zu decken
Vitamin B$_5$ (Pantothensäure)	*Bedeutende Lieferanten:* Brokkoli, Blumenkohl, Lachs, Hering, Forelle, Rindfleisch, Eigelb, Erdnüsse

	Besonderheiten ketogene Ernährung: - Bestandteil des Coenzyms A und damit unentbehrlich für die Einschleusung von u. a. Fettsäurebruchstücken in den Citratzyklus für deren energetische Verwertung[3] - weit verbreitet in verschiedenen Lebensmittelgruppen
Vitamin B$_6$ (Pyridoxin)	*Bedeutende Lieferanten:* verschiedene Fisch- und Fleischsorten, Walnüsse, Haselnüsse, Erdnüsse
	Besonderheiten ketogene Ernährung: - in Lebensmitteln tierischen Ursprungs weit verbreitet - wichtiges Coenzym im Aminosäurestoffwechsel, daher steigt der Bedarf mit dem Proteinverzehr[3] - Beteiligung als Cofaktor an der Synthese von L-Carnitin[39], welches wiederum den Transport von Fettsäuren durch die Mitochondrienmembran ermöglicht, um diese der β-Oxidation zuzuführen und aus ihnen Energie zu gewinnen[3][11][39]
Vitamin B$_7$ (Biotin)	*Bedeutende Lieferanten:* Eigelb, Schweineleber, Walnüsse, Haselnüsse, Erdnüsse, Sojabohnen
	Besonderheiten ketogene Ernährung: - Cofaktor von Carboxylasen und damit wichtig für den Aminosäurestoffwechsel, die Gluconeogenese und den Fettstoffwechsel[11] - Avidin aus rohem Eiklar bindet Biotin im Darm sehr stark, womit dieses nicht verwertet werden kann, darüber ist ein Mangel leicht hervorzurufen (im Falle von Proteinpräparaten auf Basis von Hühnereiklar nur entsprechend neutralisierte Produkte verwenden)
Vitamin B$_9$ (Folsäure)	*Bedeutende Lieferanten:* Grüne Blattgemüse, Eigelb, Schweineleber
	Besonderheiten ketogene Ernährung: - zur Bedarfsdeckung sollten regelmäßig grüne Blattgemüse integriert werden

Vitamin B₁₂ (Cobalamin)	*Bedeutende Lieferanten:* Leber, die meisten Fischsorten, Eigelb, Rindfleisch, Schweinefleisch, Hartkäse
	Besonderheiten ketogene Ernährung: - als Cofaktor beteiligt am Abbau ungeradzahliger Fettsäuren[3][11] - Bedarf leicht über tierische Produkte zu decken - aufwendigerer Resorptionsmechanismus gegenüber anderen Vitaminen, robuste Verdauung und ausreichend Magensäure hier besonders wichtig
Vitamin C (Ascorbinsäure)	*Bedeutende Lieferanten:* die meisten Gemüsesorten, in moderaten Mengen in Leber enthalten
	Besonderheiten ketogene Ernährung: - Beteiligung als Cofaktor an der Synthese von L-Carnitin[39], welches wiederum den Transport von Fettsäuren durch die Mitochondrienmembran ermöglicht, um diese der β-Oxidation zuzuführen und aus ihnen Energie zu gewinnen[3][11][39] - Verzehr von Gemüse bei ketogener Ernährung zur Bedarfsdeckung erforderlich
PQQ** (Pyrrolochinolinchinon)	*Bedeutende Lieferanten:* u. a. Petersilie, Möhren, Sellerie, Tomaten, Kohl, Miso[40], Spinat, grüne Paprika, fermentierte Sojabohnen[40][41], Brokkoli Sprossen[41]
	**Bisher keine Einstufung als Vitamin, Informationslage noch nicht ausreichend[42][43][44][45][46], falls PQQ ein Vitamin ist, ist ein Mangel eher unwahrscheinlich, im Tierversuch war ein Mangel schwer herbeiführbar, da PQQ weit verbreitet und der Bedarf des Säugetierstoffwechsels offenbar äußerst gering ist

MENGENELEMENTE	
Calcium	*Bedeutende Lieferanten:* Hartkäse, calciumreiches Mineralwasser, Grünkohl, Spinat, Brokkoli, Paranüsse, Haselnüsse
	Besonderheiten ketogene Ernährung: - gegebenenfalls erschwerte intestinale Resorption durch hohen Gehalt an Nahrungsfett - Bedarf kann aufgrund zunehmender Ausscheidung mit höherem Proteinverzehr ansteigen - auf guten Vitamin D Status achten, da damit die Aufnahme im Darm bedeutend gefördert wird und ggf. weniger Calcium zugeführt werden muss
Chlor	*Bedeutende Lieferanten:* Speisesalz, gesalzene Fertigprodukte
	Besonderheiten ketogene Ernährung: - auf ausreichende Salzzufuhr (NaCl, Kochsalz) achten - nötig für die Bildung von Magensäure (HCl), nur mit genügend Magensäure kann die Proteinverdauung angemessen stattfinden, die ketogene Ernährung ist verhältnismäßig reich an Protein - die Aufnahme der meisten essentiellen Nährstoffe ist von einer ausreichenden Magensäureproduktion abhängig, ein Mangel an Magensäure hemmt auch die ordnungsgemäße Verdauung im nachfolgenden Darm, da weitere Verdauungssekrete verändert abgegeben werden
Kalium	*Bedeutende Lieferanten:* Gemüse, Nüsse, Erdnusskerne, Fisch und Fleisch, Eigelb und Eiklar
	Besonderheiten ketogene Ernährung: - regelmäßiger Verzehr von kaliumreichem Gemüse ist für ausreichende Versorgung nötig, mindestens die Hälfte des Kohlenhydratverzehrs sollte für Gemüse reserviert werden

Magnesium	- *Cofaktor einiger Enzyme des Stoffwechsels*
	<u>*Bedeutende Lieferanten:*</u> *Spinat, Haselnüsse, Walnüsse, Paranüsse, Erdnusskerne, Mandeln, Garnelen, Krabben, magnesiumreiches Mineralwasser*
	<u>*Allgemeine Anmerkungen:*</u> - *beteiligt an der Energiegewinnung und Energiebereitstellung durch Bindung an ATP* - *Cofaktor vieler Enzyme des Stoffwechsels*
Natrium	<u>*Bedeutende Lieferanten:*</u> *Speisesalz, gesalzene Fertigprodukte*
	<u>*Besonderheiten ketogene Ernährung:*</u> - *auf ausreichende Salzzufuhr (NaCl, Kochsalz) achten, siehe auch Chlor*
Phosphor	<u>*Bedeutende Lieferanten:*</u> *Nüsse, Fleisch, Fisch, Eigelb, Hartkäse*
	<u>*Allgemeine Anmerkungen:*</u> - *beteiligt am Energiestoffwechsel und -transfer, u. a. Bestandteil von ATP, der hauptsächlichen Energiewährung der Zelle*[3][11]
Schwefel	<u>*Bedeutende Lieferanten:*</u> *proteinhaltige Lebensmittel*
SPURENELEMENTE	
Bor***	<u>*Bedeutende Lieferanten:*</u> *u. a. Avocado, Mandeln, Erdnussmus, Haselnüsse, Walnüsse, Paranüsse, Pistazien*[47]
	****Die mögliche Einstufung als essentielles Spurenelement ist noch Gegenstand der Forschung.*[47][48][49]
Chrom	<u>*Bedeutende Lieferanten:*</u> *Paranüsse, Mandeln, Haselnüsse, Hühnerei, Muscheln, Leber, Spinat, Grünkohl, Rosenkohl, Champignon, einzelne Schnittkäse*
Cobalt	<u>*Bedeutende Lieferanten:*</u>

Eisen	*Bestandteil des Vitamin B$_{12}$ (tierische Produkte)* <u>Bedeutende Lieferanten:</u> *rotes Fleisch, Geflügel, einzelne Fischsorten* <u>Besonderheiten ketogene Ernährung:</u> - *Beteiligung als Cofaktor an der Synthese von L-Carnitin[39], welches wiederum den Transport von Fettsäuren durch die Mitochondrienmembran ermöglicht, um diese der β-Oxidation zuzuführen und aus ihnen Energie zu gewinnen[3][11][39]* - *notwendiger Bestandteil von Enzymen innerhalb der Atmungskette[3]* - *Bestandteil von Hämoproteinen und damit Funktionen beim Sauerstofftransport[3]* - *Bedarf über Fleisch, Leber und Fisch leicht zu decken, Eisen aus tierischen Quellen ist besser bioverfügbar als Eisen aus pflanzlichen Quellen, Vitamin C fördert die Eisenresorption* - *Cofaktor vieler weiterer Enzyme des Stoffwechsels*
Jod	<u>Bedeutende Lieferanten:</u> *jodiertes Speisesalz, die meisten Meeresfische, Meeresalgen* <u>Besonderheiten ketogene Ernährung:</u> - *Aufrechterhaltung einer gesunden Stoffwechselrate, Jod ist Bestandteil von Schilddrüsenhormonen[3]* - *in westlicher Standardernährung wird Jod zu einem bedeutenden Teil über mit jodiertem Speisesalz versehene Fertigprodukte zugeführt, die je nach Lebensmittelauswahl bei ketogener Ernährung nicht oder seltener verzehrt werden* - *Verwendung von jodiertem Speisesalz reicht zur Bedarfsdeckung nicht aus* - *Seefisch leistet einen Beitrag zur Jodversorgung, reicht bei üblichen Verzehrmengen jedoch nicht aus* - *wenige Gramm getrocknete Meeresalgen pro Woche können den Bedarf leicht*

Kupfer	decken (Produktkennzeichnung beachten) **Bedeutende Lieferanten:** Leber, Nüsse, Hartkäse, Haselnüsse, Sojabohnen, Krabben, Matjeshering, Eiklar **Besonderheiten ketogene Ernährung:** - notwendiger Cofaktor innerhalb der Atmungskette[11] und damit wichtig für die Energiegewinnung - Bedarf bei ketogener Ernährung je nach Lebensmittelauswahl ggf. schwer zu decken - gegebenenfalls leicht erhöhter Bedarf wegen zinkreicher Ernährung - geringe Mengen Leber sollten regelmäßig integriert werden
Mangan	**Bedeutende Lieferanten:** Nüsse, Grünkohl, Austern **Besonderheiten ketogene Ernährung:** - Cofaktor der Phosphoenolpyruvat-Carboxylase[50], einem Schlüsselenzym der Gluconeogenese aus Aminosäuren[11] - Cofaktor der Arginase-1[51], die Arginase ist ein wichtiges Enzym im Harnstoffzyklus und für die Eliminierung von Stickstoffverbindungen nötig, die als Abbauprodukte von Aminosäuren/Proteinen entstehen[3]
Molybdän	**Bedeutende Lieferanten:** Erdnüsse, Rindfleisch, Hühnerfleisch
Selen	**Bedeutende Lieferanten:** Fisch, Schweineleber, Paranüsse, Hühnerei **Allgemeine Anmerkungen:** - Selen ist Bestandteil von Selenoproteinen wie Deiodinasen[52], diese sind zur Aufrechterhaltung einer gesunden Stoffwechselrate nötig, so wird mit ihrer Hilfe Thyroxin in Triiodthyronin überführt, dem aktiven Schilddrüsenhormon[53] - Gehalt in pflanzlichen Lebensmitteln stark vom Selengehalt der Böden abhängig, allgemeine Angaben in

	Nährwerttabellen daher schwieriger und deshalb oft nicht verfügbar - *durch gezielte oder standardisierte Supplementierung des Tierfutters zur Vorbeugung von Mängeln und Verlusten sind bestimmte tierische Erzeugnisse zuverlässige Lieferanten* - *auch viele Seefische sind zuverlässige Quellen*
Silicium	<u>Bedeutende Lieferanten:</u> *Hühnerei, Erdnüsse, einige Mineralwässer*
Zink	<u>Bedeutende Lieferanten:</u> *Fleisch, Austern, Eigelb, Nüsse, Hartkäse* <u>Allgemeine Anmerkungen:</u> - *Cofaktor vieler Enzyme des Stoffwechsels*
ESSENTIELLE AMINOSÄUREN	
Isoleucin	
Leucin	
Lysin	<u>Bedeutende Lieferanten:</u> *Fleisch, Fisch, Eier, Nüsse, Proteinpulver (z. B. aus Eiklar)*
Methionin	
Phenylalanin	
Threonin	
Tryptophan	
Valin	
SEMI-ESSENTIELLE AMINOSÄUREN	
Arginin	<u>Bedeutende Lieferanten:</u> *Fleisch, Fisch, Eier, Nüsse, Proteinpulver (z. B. aus Eiklar)*
Histidin	
ESSENTIELLE FETTSÄUREN	
Linolsäure (eine Omega-6-Fettsäure)	<u>Bedeutende Lieferanten:</u> *Sonnenblumenöl, Rapsöl, Leinöl, Olivenöl, Paranüsse, Walnüsse, Haselnüsse* <u>Besonderheiten ketogene Ernährung:</u> - *Bedarf von Linolsäure ist leicht zu decken* - *In der Gesamternährung sollte das Verhältnis von Omega-6-Fettsäuren zu Omega-3-Fettsäuren etwa 5:1 betragen.*

	Bei typischer westlicher Ernährung, die reich an Getreideprodukten und stark verarbeiteten Lebensmitteln ist, ist das Verhältnis deutlich höher, weil hier fast ausschließlich billige omega-6-reiche Fette und Getreide verwendet werden. Diese Lebensmittel entfallen bei der ketogenen Ernährung. Da der Linolsäurebedarf höher ist als der für alpha-Linolensäure ist unter Beachtung des empfohlenen Fettsäureverhältnisses der Gesamternährung der Verzehr omega-6-haltiger Pflanzenöle ein ebenso wünschenswerter Bestandteil der ausgewogenen ketogenen Ernährung wie der Verzehr omega-3-haltiger Pflanzenöle.
alpha-Linolensäure (eine Omega-3-Fettsäure)	<u>Bedeutende Lieferanten</u>: Leinöl, Hanföl, Rapsöl, Walnüsse
	<u>Besonderheiten ketogene Ernährung</u>: - diese Fettsäure kommt in weniger Produkten vor, entsprechende Quellen müssen gezielt integriert werden - Verhältnis Omega-6-Fettsäuren zu Omega-3-Fettsäuren von etwa 5:1 berücksichtigen

* Mikro- und Makronährstoffgehalte der Lebensmittel können ausführlichen Nährwerttabellenwerken entnommen werden.[vgl.54][vgl.55]

Für die erforderlichen Zufuhrmengen der meisten essentiellen Nährstoffe gibt es öffentliche Empfehlungen, z. B. von der Deutschen Gesellschaft für Ernährung e. V. (DGE) oder von den gemeinsamen Veröffentlichungen der entsprechenden Fachgesellschaften Deutschlands, Österreich und der Schweiz, welche die sogenannten D-A-CH-Referenzwerte für die Nährstoffzufuhr herausgeben.[35] Auch Organisationen anderer Staaten oder internationale Organisationen wie die Weltgesundheitsorganisation (WHO) machen vergleichbare Veröffentlichungen. Mit einer täglichen Zufuhr der essentiellen Nährstoffe in Höhe der Empfehlungen sollen lebenswichtige

Körperfunktionen sichergestellt und eine Mangelernährung verhindert werden. Unter anderem werden dabei Alter und Geschlecht berücksichtigt. Die Referenzwerte für die Nährstoffzufuhr für die essentiellen Nährstoffe gelten allgemein und die empfohlenen Zufuhrmengen sollten sofern nicht anders angegeben auch bei einer ketogenen Ernährungsweise sowie bei Reduktionsdiäten bestmöglich berücksichtigt werden. Die Zufuhrmengen für die essentiellen Nährstoffe gehen auf eine umfangreiche wissenschaftliche Datenbasis zurück, innerhalb der die Ursachen schwerer Nährstoffmangelkrankheiten der Menschheitsgeschichte wie Beriberi, Pellagra, Skorbut, Rachitis, bestimmter Anämien usw. erforscht wurden. Für die meisten Vitamine beispielsweise wurden diese Zusammenhänge zu Beginn des 20. Jahrhunderts ausführlich beschrieben und aufgeklärt.[56] Die genannten Gesellschaften geben über die essentiellen Nährstoffe hinaus auch Empfehlungen für die zuzuführende Gesamtproteinmenge, den Wasserbedarf, die Mengenanteile der Makronährstoffe und Richtwerte für die Energiezufuhr heraus. Die Empfehlungen bezüglich eines Mindestanteils von Kohlenhydraten an der Energiezufuhr und einer Begrenzung der Fettmenge können bei Durchführung einer sinnvoll zusammengestellten ketogenen Ernährung selbstverständlich ignoriert werden.

Nährwerte von Lebensmitteln

Zur Sicherstellung einer vollwertigen Ernährung ist ein grober Überblick bezüglich der in verschiedenen Lebensmitteln enthaltenen Nährstoffe nötig. Dies gilt besonders für Reduktionsdiäten aufgrund verminderter Nahrungszufuhr und noch mehr für ketogene Ernährungsweisen, um tatsächlich die angestrebten Stoffwechseleffekte zu erzielen. Die Zusammensetzung der meisten Lebensmittel kann ausreichend ausführlichen Nährwerttabellen entnommen werden. Sie listen die Gehalte der verschiedenen Mikro- und Makronährstoffe, den Wasseranteil und den physiologischen Brennwert (verwertbarer Energiegehalt) der Lebensmittel auf.[vgl.54][vgl.55] Bezüglich der essentiellen Nährstoffe geht es darum, eine vitalstoffreiche Ernährung zusammenzustellen, die über eine ausreichend breite Lebensmittelauswahl aus verschiedenen Lebensmittelgruppen den Bedarf aller lebensnotwendigen Nährstoffe decken kann. Hier ist es nicht erforderlich und praktikabel viele Berechnungen durchzuführen, es sollte aber ausgeschlossen werden, dass eine eingeschränkte Lebensmittelauswahl dazu führt, dass einzelne essentielle Nährstoffe in nur unzureichender Menge aufgenommen werden und ein Mangel dieser Nährstoffe riskiert wird. Bezüglich der Zufuhr der Makronährstoffe Kohlenhydrate, Fett und Protein sollte bei ketogener Ernährung die Zusammensetzung aller zugeführten Lebensmittel in etwa bekannt sein, insbesondere der Kohlenhydratgehalt. Der Energiegehalt der zugeführten Nahrung ist darüber hinaus bei jeder gezielten Reduktionsdiät zu beachten. Über die Nährwertkennzeichnung von Lebensmitteln kann mindestens der Energiegehalt und der Gehalt der Makronährstoffe abgelesen werden, für die dort gemachten Angaben kann der Blick in die Nährwerttabelle entfallen. Die Nährwertkennzeichnung von Lebensmitteln ist gesetzlich geregelt. Für in den EU Mitgliedsstaaten an Verbraucher verkaufte Lebensmittel gelten der Energiegehalt sowie die enthaltenen Mengen an Fett, gesättigten Fettsäuren, Kohlenhydraten, Zucker, Eiweiß und Salz, von Ausnahmen abgesehen, als Pflichtangaben.[57] Ergänzungen z. B. um den Ballaststoffgehalt oder den Gehalt einfach und mehrfach ungesättigter Fettsäuren sind zulässig. Die Angaben beziehen sich zur besseren Vergleichbarkeit auf die Bezugsmenge von 100 g bzw. 100 ml. Von der Nährwertkennzeichnung kann also die Verteilung der drei Makronährstoffe Kohlenhydrate, Eiweiß (Protein) und Fett abgelesen und damit beurteilt werden, ob ein Lebensmittel für eine ketogene Ernährung geeignet ist. Der Energiegehalt eines Lebensmittels hängt hauptsächlich von den enthaltenen Mengen dieser drei Makronährstoffe ab. Aber auch Alkohol und Ballaststoffe liefern Energie. Unabhängig aus welchem Lebensmittel sie stammen liefern diese Nährstoffe folgende Energiemengen:

- *1 g Kohlenhydrate liefert 4 kcal*
- *1 g Protein liefert 4 kcal*
- *1 g Fett liefert 9 kcal*
- *1 g Ballaststoffe liefert 2 kcal*
- *1 g Alkohol liefert 7 kcal*

Sind die enthaltenen Mengen dieser Nährstoffe für ein Lebensmittel bekannt, ist es möglich den Energiegehalt darüber zu berechnen.

Lebensmittel für die ketogene Ernährung

Damit die ketogene Ernährung funktioniert, müssen bei der Zusammenstellung der Lebensmittel ein paar Voraussetzung erfüllt werden. Die strengste aller Voraussetzungen ist die starke Begrenzung der Kohlenhydratzufuhr, ohne die der Stoffwechselzustand der Ketose nicht erreicht bzw. wieder unterbrochen wird. Für die meisten Menschen ist eine Begrenzung der täglichen Kohlenhydrataufnahme auf maximal 30 g funktional, bei hohem Energieumsatz kann sie auch 5 g höher liegen. Diese Kohlenhydratmenge sollte zudem etwas auf die Tagesmahlzeiten verteilt werden. Die exakte Menge muss nicht unbedingt berechnet werden. Eine Unterschreitung der Höchstmenge für Kohlenhydrate ist folgenlos. Da in diesem ersten Schritt die vorgesehene Zufuhrmenge für einen der drei energieliefernden Makronährstoffe erheblich limitiert wird, muss dies durch die verbleibenden Makronährstoffe Fett und Protein zu einem großen Teil wieder ausgeglichen werden. In Deutschland beispielsweise wird im Mittel knapp die Hälfte der Nahrungsenergie durch Kohlenhydrate aufgenommen, so das Ergebnis der 2008 veröffentlichten Nationalen Verzehrsstudie II.[58][59] Bei der ketogenen Ernährung hingegen liefern Kohlenhydrate je nach Energiebedarf des Anwenders nur max. 4-8 % der Nahrungsenergie. Die gegenüber der Standardernährung reduzierte Energiezufuhr durch Kohlenhydrate wird bei der ketogenen Ernährung hauptsächlich durch Fett ersetzt, der Fettanteil sollte im Mittel mindestens ca. 65-80 % der aufgenommenen Gesamtenergie ausmachen. Fette sind die stoffwechselfreundlichste Energiequelle und können über die teilweise Umwandlung zu Ketonkörpern leicht transportiert und fast überall im Körper verwertet werden. Mit dem hohen Fettanteil kann dann eine nicht allzu hohe tägliche Eiweißzufuhr von etwa 1,5-2,0 g pro kg Normalgewicht einer Person realisiert werden. In dieser Kombination der Makronährstoffe Kohlenhydrate, Fette und Proteine wird zugleich der resultierende Insulin-Index der sich ergebenden Mahlzeiten ausreichend niedrig sein, um insulinbedingt die Lipolyse nicht zu stören. Der Insulin-Index muss nicht berechnet werden. Bezüglich der Fett- und Proteinzufuhr ist keine genaue Berechnung erforderlich. Um den hohen Energieanteil von ca. 65-80 % durch Nahrungsfett zu erhalten, genügt es die Mahlzeiten so zu gestalten, dass der Gewichtsanteil des Nährstoffes Fett im Mittel immer etwas über dem Gewichtsanteil des Nährstoffes Protein liegt. Auf ein Gramm Nahrungsprotein sollten etwa 1,2 g Nahrungsfett oder mehr kommen. Die nachfolgende Tabelle 2 zeigt beispielhaft die aus diesem Verhältnis resultierende minimale Fettzufuhr.

Tabelle 2: Minimale Fettzufuhr bei ketogener Reduktionsdiät

Energie [kcal]	Kohlenhydrat- u. Ballaststoffzufuhr	Protein- zufuhr	Fettzufuhr
			Gewichtsverhältnis ca. 1:1,2
1500	30 g Kohlenhydrate (120 kcal ≙ 8 %) 30 g Ballaststoffe (60 kcal)	89 g Protein	**107 g Fett** (963 kcal ≙ 64 %)
1600	30 g Kohlenhydrate (120 kcal ≙ 7,5 %) 30 g Ballaststoffe (60 kcal)	96 g Protein	**115 g Fett** (1035 kcal ≙ 65 %)
2000	30 g Kohlenhydrate (120 kcal ≙ 6 %) 30 g Ballaststoffe (60 kcal)	123 g Protein	**147 g Fett** (1323 kcal ≙ 66 %)
2400	30 g Kohlenhydrate (120 kcal ≙ 5 %) 30 g Ballaststoffe (60 kcal)	150 g Protein	**180 g Fett** (1620 kcal ≙ 68 %)
2800	30 g Kohlenhydrate (120 kcal ≙ 4 %) 30 g Ballaststoffe (60 kcal)	177 g Protein	**212 g Fett** (1908 kcal ≙ 68 %)

Ein höherer prozentualer Fettanteil bis etwa 80 % der Energiezufuhr kann angestrebt werden, dies ist für viele Anwender jedoch schwerer praktisch umzusetzen. Der alleinige Verzehr fettarmer, proteinreicher Produkte ist für die ketogene Ernährung demnach ungeeignet. Ausgehend von der genannten Verteilung der Makronährstoffe kann im nächsten

Schritt dann eine sinnvolle Zusammenstellung von Lebensmitteln erfolgen. Sinnvoll ist eine unter den einschränkenden Bedingungen noch abwechslungsreiche Auswahl an vitalstoffreichen Lebensmitteln, die den Bedarf an allen wichtigen Nährstoffen deckt. Um einen Überblick zu erhalten, können Lebensmittel zur Vereinfachung auf Basis bestimmter Kriterien in Gruppen aufgeteilt werden. Klassische Aufteilungen sind beispielsweise in Ernährungspyramiden diverser Organisationen zu finden, über die empfohlene Zufuhrmengen von Lebensmitteln anderer Ernährungsformen veranschaulicht werden. Für die Lebensmittelauswahl bei einer ketogenen Ernährung sollen in nachfolgender Tabelle 3 charakteristische Eigenschaften geeigneter Lebensmittel grob zusammengefasst werden. Die Übersicht soll einer ersten grundsätzlichen Orientierung dienen. Detailliertere Nährwertinformationen zu den dort genannten und zahlreichen weiteren für eine ketogene Ernährung geeigneten Lebensmitteln können ausführlichen Nährwerttabellenwerken entnommen werden. Und für verpackte Lebensmittel ersetzt die dort zumeist angebrachte Nährwertkennzeichnung das Nachschlagen der Energie- und Makronährstoffgehalte.

Tabelle 3: Eigenschaften ausgewählter Lebensmittel

LEBENSMITTELGRUPPE TIERISCHE ERZEUGNISSE	
HÜHNEREI	
Energie	ca. 65-95 kcal pro Stück (je nach Größe)
Kohlenhydrate	< 1 g pro Stück
Fett	4,5-7,5 g pro Stück
Protein	5,7-8,5 g pro Stück
Essentielle Nährstoffe	wertvoller Lieferant für alle Aminosäuren, Vitamin A, Vitamin B_2, Vitamin B_{12}, Biotin, Folsäure, Vitamin K_2, Eisen, Zink, Phosphor und bei entsprechender Fütterung der Legehennen Selen
Bemerkungen	Obige Angaben beziehen sich auf den Gesamtinhalt des Hühnereis. Das Eigelb hat einen geringeren Gewichtsanteil als das Eiklar. Die Proteinkonzentration ist im Eigelb geringfügig höher als im Eiklar. Der Fettanteil und die meisten Nährstoffe befinden sich im Eigelb, das Eiklar ist annähernd fettfrei und hat einen hohen Wasseranteil. Das Eigelb ist über die essentiellen Nährstoffe hinaus ein bedeutender Lieferant für Phospholipide inkl. Cholin.
MUSKELFLEISCH MIT FETT- UND BINDEGEWEBSANTEILEN (RIND, SCHWEIN UND ANDERE LANDTIERE)	
Energie	am Stück je nach Fettanteil zumeist 120-180 kcal pro 100 g, Bauchfleisch mit sehr hohem Fettanteil bis etwa 300 kcal pro 100 g, Hackfleisch mit Fett- und Bindegewebsanteilen etwa 200-250 kcal pro 100 g
Kohlenhydrate	keine oder nur Spuren
Fett	am Stück zumeist 2-15 g pro 100 g, bei Hackfleisch häufig 14-18 g, Bauchfleisch bis über 20 g pro 100 g
Protein	zumeist 17-21 g pro 100 g

Essentielle Nährstoffe	wertvoller Lieferant für alle Aminosäuren, Vitamin B_2, Vitamin B_3, Vitamin B_5, Vitamin B_6, Vitamin B_{12}, Eisen, Zink, Phosphor, Kalium
Bemerkungen	Für die ketogene Ernährung sind Fleischteile mit mittlerem bis höherem Fettanteil sinnvoll. Bauchfleisch und Bauchspeck vom Schwein weisen noch Muskelfleischanteile auf und sind besonders fettreich. Weiterhin ist bei fleischreicher Ernährung ein nennenswerter Anteil an Bindegewebe wünschenswert, um durch eine höhere Zufuhr der darin vermehrt enthaltenen Aminosäure Glycin ein natürliches Aminosäuregleichgewicht zu erhalten. Dies kann durch den Verzehr von bindegewebshaltigen Fleischteilen, Hackfleisch mit beigemischtem Bindegewebsanteil und Kollagen erfolgen.

INNEREIEN: LEBER (Z. B. VOM RIND, SCHWEIN, LAMM, HUHN)	
Energie	120-140 kcal pro 100 g
Kohlenhydrate	ca. 1-5 g pro 100 g
Fett	2-5 g pro 100 g
Protein	19-22 g pro 100 g
Essentielle Nährstoffe	in geringen Verzehrsmengen bedarfsdeckend für Vitamin A, Vitamin B_2, Vitamin B_5, Vitamin B_{12}, Biotin, Folsäure, Kupfer, wertvoller Lieferant für fast alle Vitamine, Zink, Eisen, Phosphor, Kalium und für alle Aminosäuren
Bemerkungen	Leber von gesunden Schlachttieren ist aufgrund des besonders hohen Vitalstoffgehalts sehr empfehlenswert. Ein regelmäßiger Verzehr in geringen Mengen ist bereits ausreichend.

FETTREICHER FISCH (HERING, MAKRELE, LACHS/SALM)	
Energie	180-230 kcal pro 100 g
Kohlenhydrate	keine oder nur Spuren
Fett	ca. 12-18 g pro 100 g
Protein	ca. 18-20 g
Essentielle Nährstoffe	wertvolle Lieferanten für alle Aminosäuren, Vitamin B_2, Vitamin B_3, Vitamin B_5, Vitamin B_6, Vitamin B_{12}, Vitamin D (hauptsächlich Hering), Jod (Hering, Makrele), Selen (Hering, Makrele), Phosphor, Kalium
Bemerkungen	Fettreiche Seefische sind für die ketogene Ernährung besonders aufgrund der enthaltenen langkettigen Omega-3-Fettsäuren DHA und EPA empfehlenswert und tragen zu einer ausgeglichenen Fettsäureverteilung bei.
LEBERTRAN	
Energie	ca. 900 kcal pro 100 g
Kohlenhydrate	keine
Fett	knapp 100 g pro 100 g
Protein	keine
Essentielle Nährstoffe	in geringen Verzehrsmengen bedarfsdeckend für Vitamin D und Vitamin A, enthält Jod
Bemerkungen	Lebertran ist eine der wenigen Lebensmittelquellen für relevante Mengen an Vitamin D. Er enthält wie fettreiche Seefische die langkettigen Omega-3-Fettsäuren DHA und EPA und trägt damit zu einer ausgeglichenen Fettsäureverteilung bei.

HARTKÄSE	
Energie	45 % Fett i.Tr.: ca. 350-400 kcal pro 100 g 50 % Fett i.Tr.: ca. 380-470 kcal pro 100 g
Kohlenhydrate	Spuren
Fett	ca. 30 g pro 100 g
Protein	25-28 g pro 100 g
Essentielle Nährstoffe	wertvoller Lieferant für alle Aminosäuren, Calcium, Phosphor, Vitamin A, Vitamin B_2, Vitamin B_{12}, Jod je nach Verarbeitung
Bemerkungen	Das Milchprotein Casein ist schwer verdaulich. Für manche Menschen ist es vorteilhaft keine Milchprodukte zu verzehren. Die meisten Milchprodukte sind reich an Calcium, sie sind aber für die Deckung des Calciumbedarfs nicht zwingend erforderlich.
BUTTER	
Energie	740-750 kcal
Kohlenhydrate	< 1 g pro 100 g
Fett	80-83 g pro 100 g
Protein	< 1 g pro 100 g
Essentielle Nährstoffe	wertvoller Lieferant für Vitamin A
Bemerkungen	Butter enthält natürliche Fettsäuren, hauptsächlich gesättigte Fettsäuren mit einem gegenüber anderen tierischen Produkten höheren Anteil mittelkettiger Fettsäuren. Der Anteil einfach ungesättigter Fettsäuren ist etwas geringer als bei anderen tierischen Fetten. Butter ist bei einer abwechslungsreich zusammengestellten ketogenen Ernährung ernährungsphysiologisch wertvoller als Margarine, letztere ist aufgrund der Fetthärtung nicht empfehlenswert.

LEBENSMITTELGRUPPE GEMÜSE, KRÄUTER, PILZE, ALGEN	
GEMÜSE, PILZE	
Energie	zumeist im Bereich von 18-35 kcal pro 100 g
Kohlenhydrate	1-5 g pro 100 g, häufig < 3 g pro 100 g
Fett	< 1 g pro 100 g
Protein	zumeist 1-3 g pro 100 g
Essentielle Nährstoffe	wertvolle Lieferanten für Kalium, einige Sorten sind gute Lieferanten für Calcium (z. B. Grünkohl, Spinat, Rucola, Gartenkresse), Magnesium (z. B. Portulak, Spinat), Vitamin C (besonders Paprika, Brokkoli, Grünkohl, Spinat, Rosenkohl, Fenchel, Blumenkohl), Folsäure (besonders Grünkohl, Feldsalat, Porree, Rosenkohl, Spinat), Vitamin K_1 (besonders Grünkohl, Brokkoli, Spinat, Rosenkohl, Rucola), Provitamin A (besonders Möhren, Grünkohl, Spinat) und einzelne Sorten liefern nennenswerte Mengen an Mangan (Brokkoli, Artischocke, Grünkohl, Rucola) und Chrom (Spinat, Grünkohl, Rosenkohl, Champignon)
Bemerkungen	Gemüse, Kräuter und Pilze sind für manche essentiellen Nährstoffe die einzigen oder hauptsächlich möglichen Lieferanten. Daher ist es empfehlenswert mindestens die Hälfte der zugeführten Kohlenhydrate für die Zufuhr verschiedener Gemüse zu reservieren. Dabei sollten kohlenhydratarme Gemüsesorten gewählt werden. Der Ballaststoffgehalt der Gemüse ist positiv für die Verdauung und beeinträchtigt die Ketogenese nicht, da diese nicht als Kohlenhydrate aufgenommen werden. Darüber hinaus sind Algen (verfügbar z. B. in getrockneter Form) wertvolle Jodlieferanten und diesbezüglich häufig schon mit wenigen Gramm pro Woche bedarfsdeckend (Produktkennzeichnung beachten).

LEBENSMITTELGRUPPE NÜSSE UND ERDNÜSSE	
NUSSKERNE, ERDNÜSSE INKL. NUSSMUS (HASELNÜSSE, MANDELN, WALNÜSSE, PEKANÜSSE, ERDNÜSSE)	
Energie	ca. 580-700 kcal
Kohlenhydrate	6-12 g pro 100 g
Fett	ca. 50-65 g
Protein	ca. 12-30 g
Essentielle Nährstoffe	wertvolle Lieferanten für Kalium, Magnesium, Vitamin E, Folsäure, Biotin, Kupfer, Zink, Mangan, Chrom, Linolsäure, teilweise wertvolle Lieferanten für Calcium (z. B. Haselnüsse, Mandeln), Vitamin B_1 (z. B. Paranuss, Pekannuss, Walnuss), Vitamin B_5 (Erdnüsse); die Paranuss ist ein bedeutender Lieferant für Selen und die Walnuss ein bedeutender Lieferant für alpha-Linolensäure
Bemerkungen	Kohlenhydratreiche Nüsse (z. B. Cashewkerne, Maronen) sind für die ketogene Ernährung wenig geeignet. Der Ballaststoffgehalt von Nüssen ist positiv für die Verdauung und beeinträchtigt die Ketogenese nicht, da diese nicht als Kohlenhydrate aufgenommen werden. Noch höhere Fettgehalte und niedrigere Kohlenhydratgehalte als oben angegeben weisen Paranuss- und Macadamianusskerne auf. Reines Nussmus entspricht i. d. R. der Zusammensetzung der jeweiligen Nusskerne und kann ebenfalls verwendet werden.

LEBENSMITTELGRUPPE PFLANZLICHE ÖLE (OLIVENÖL, LEINÖL, RAPSÖL, HANFÖL, WALNUSSÖL UND ANDERE)	
Energie	ca. 900 kcal pro 100 g
Kohlenhydrate	keine
Fett	100 g pro 100 g
Protein	keine
Essentielle Nährstoffe	wertvolle Lieferanten für die Omega-6-Fettsäure Linolsäure und Vitamin E, einige sind bedeutende Lieferanten für die Omega-3-Fettsäure alpha-Linolensäure (in absteigender Reihenfolge Leinöl, Hanföl, Walnussöl, Rapsöl)
Bemerkungen	Pflanzliche Öle sind in kaltgepresster, unraffinierter Form in licht- und sauerstoffgeschützter Verpackung wertvolle Quellen für essentielle Fettsäuren. Die Fettsäureverteilung unterscheidet sich bei den Ölen. In der Gesamternährung sollte das Verhältnis von Omega-6-Fettsäuren zu Omega-3-Fettsäuren etwa 5:1 betragen. Dies kann bei ketogener Ernährung gut über die Auswahl der Öle mit beeinflusst werden.
NAHRUNGSERGÄNZUNGEN	
PROTEINPULVER (AUS HÜHNEREIKLARPROTEIN, SOJAPROTEINISOLAT U. A.)	
Energie	ca. 320-350 g pro 100 g
Kohlenhydrate	0-4 g pro 100 g
Fett	< 1 g pro 100 g
Protein	75-85 g pro 100 g
Essentielle Nährstoffe	je nach Herkunft alle Aminosäuren
Bemerkungen	Bei einer ketogener Ernährung, die hochwertige, natürliche Lebensmittel insbesondere tierischen Ursprungs beinhaltet, ist keine Proteinanreicherung erforderlich. Aufgrund der

	eingeschränkten Kohlenhydratzufuhr sind Proteinpulver mit ausgewählten Geschmacksrichtungen jedoch eine angenehme Abwechslung. Sie eignen sich gemeinsam mit Fetten (Pflanzenöle oder Butter) bei gleichzeitig nur geringer Erhöhung der Kohlenhydratmenge die Energiezufuhr zu erhöhen (z. B. als Shake oder untergemischt unter Nussmus/Erdnussmus). Letzteres kann bei hohem täglichem Energiebedarf zum Tragen kommen, also wenn die maximal verzehrbare Kohlenhydratmenge schneller erreicht wird, als die benötigte Energiemenge.
PRÄPARATE MIT VITAMINEN, MINERALSTOFFEN, SPURENELEMENTEN	
Energie	Energie- und Makronährstoffgehalte gemäß Nährwertkennzeichnung, bei den häufigsten Formulierungen (Kapseln, Weichkapseln, Tabletten) vernachlässigbar, ggf. zu beachten bei trinkfertigen flüssigen Formulierungen
Kohlenhydrate	
Fett	
Protein	
Essentielle Nährstoffe	Für alle essentiellen Nährstoffe sind entsprechende Vitamin-, Mineralstoff- und Spurenelementpräparate verfügbar. Sowohl als Einzelpräparate als auch in Form von Kombinationsprodukten.
Bemerkungen	Die meisten essentiellen Nährstoffe können über natürliche Lebensmittel gedeckt werden. Bei einigen Nährstoffen kann es mit der Bedarfsdeckung aber trotz gut zusammengestellter Lebensmittel knapp werden, beispielsweise bei Vitamin B_1, Vitamin B_2, Vitamin D, Calcium, Magnesium, Kupfer, Chrom und Jod. Um keinen Nährstoffmangel zu riskieren, sollte im Zweifelsfall ein entsprechendes Vitamin- oder Mineralstoffpräparat verwendet werden.

GETRÄNKE

MINERALWASSER, LEITUNGSWASSER, TEE, KAFFEE

Auch bei der Flüssigkeitszufuhr gibt es ein paar Punkte zu berücksichtigen. 2,5 bis 3,0 Liter Wasser pro Tag aus Getränken und Speisen sind unter normalen Bedingungen ausreichend. Bei vermehrtem Schwitzen muss der zusätzliche Flüssigkeitsverlust ausgeglichen werden. Auch bei Getränken ist der Energie- und Kohlenhydratgehalt zu beachten. Aufgrund der schnellen Verfügbarkeit von Kohlenhydraten aus Getränken, sollten diese kohlenhydratfrei sein. Mineralwasser, Leitungswasser und ungezuckerter Tee sind gut geeignet. Ungezuckerter Kaffee ist in Maßen ebenfalls geeignet. Alkohol kann eine Hemmung der Fettsäureoxidation bewirken[11], weshalb alkoholhaltige Getränke wenig geeignet sind.

Ihre Reduktionsdiät in Ketose

Bis hier hin liegen Ihnen bereits alle relevanten theoretischen Informationen vor, um eine erfolgreiche ketogene Reduktionsdiät durchführen zu können. Um Ihnen den Start etwas zu erleichtern, möchte ich Ihnen noch ein paar Tipps geben, wie Sie die Theorie in die Praxis umsetzen können. Selbstverständlich können Sie auch anders vorgehen.

Den eigenen Energiebedarf ermitteln

Wie Sie wissen, benötigen Sie während Ihrer Reduktionsdiät ein Energiedefizit. Damit Sie überhaupt etwas berechnen können, müssen Sie zunächst einmal Ihren ungefähren täglichen Gesamtenergiebedarf herausfinden. Mit diesem Wert können Sie dann ermitteln, wieviel Energie Sie abzüglich Ihres Energiedefizits aufnehmen können. Die wenigsten Menschen kennen ihren Energiebedarf. Wie bereits erwähnt gibt es für die Energiezufuhr Richt- bzw. Schätzwerte von den Ernährungsgesellschaften, z. B. innerhalb der Veröffentlichung der D-A-CH-Referenzwerte für die Nährstoffzufuhr.[35] Diese für verschiedene Personengruppen herausgegebenen Zufuhrempfehlungen gelten für eine ausgeglichene Energiebilanz, sie entsprechen also dem geschätzten Energiebedarf. Die Deutsche Gesellschaft für Ernährung e. V. (DGE) stellt diese Informationen auch auf ihrem Internetauftritt online zur Verfügung. Um den Schätzwert für Ihren Energiebedarf zu ermitteln, rufen Sie zunächst die Website der DGE e. V. auf:

https://www.dge.de

Wählen Sie dort als nächstes die Seite mit den Richtwerten für die Energiezufuhr aus, die derzeitige Navigation auf der Website ist:
Wissenschaft → Referenzwerte → Energie
(Aktuelle Verlinkungen finden Sie auch auf der Website des Autors: https://www.ketogenic24.com)

Auf der aufgerufenen Seite finden Sie die Tabelle mit Richtwerten für die tägliche Energiezufuhr für unterschiedliche Personengruppen. Suchen Sie in der Tabelle die Zeile mit der für Sie passenden Altersgruppe. Innerhalb der ausgewählten Zeile unterscheiden sich die angegebenen Richtwerte nun noch nach Geschlecht und Aktivitätslevel. Die verschiedenen Aktivitätslevel sind als sogenannte PAL-Werte (*PAL = physical activity level*) schon in den angegebenen Richtwerten enthalten. Gemäß der gemeinsamen Veröffentlichung der Deutschen Gesellschaft für Ernährung, der Österreichischen Gesellschaft für Ernährung und der Schweizerischen Gesellschaft für Ernährung wurden häufige PAL-Werte wie folgt definiert:[60]

- *PAL-Wert 1,4-1,5: ausschließlich sitzende Tätigkeit mit wenig oder keiner anstrengenden Freizeitaktivität*
- *PAL-Wert 1,6-1,7: sitzende Tätigkeit, zeitweilig auch zusätzlicher Energieaufwand für gehende und stehende Tätigkeiten, wenig oder keine anstrengende Freizeitaktivität*
- *PAL-Wert 1,8-1,9: überwiegend gehende und stehende Aktivität*
- *PAL-Wert 2,0-2,4: körperlich anstrengende berufliche Arbeit oder sehr aktive Freizeittätigkeit*

Wählen Sie denjenigen PAL-Wert, der für eine durchschnittliche Woche gut zu Ihnen passt und lesen Sie in der Spalte für Ihr Geschlecht den Richtwert für die tägliche Energiezufuhr ab. Der angegebene Wert entspricht Ihrem geschätzten durchschnittlichen täglichen Energieverbrauch in kcal (gilt nicht für Schwangere und Stillende). Da Sie während Ihrer Reduktionsdiät einen Teil dieses Energieverbrauchs durch Ihre körpereigenen Energiereserven (Speicherfett) decken wollen, ziehen Sie von dem abgelesenen Wert nun das Energiedefizit ab. Ein sinnvolles Defizit kann etwa im Bereich von 15-25 % des täglichen Gesamtenergieverbrauchs liegen, bei sehr niedrigem Energiebedarf können Sie auch weniger abziehen, z. B. 10 %. Haben Sie beispielsweise einen Richtwert von 2.000 kcal aus der Tabelle abgelesen und wollen mit einem Energiedefizit von 15 % beginnen, liegt Ihr Energiedefizit bei 2.000 kcal x 0,15 = 300 kcal. Daraus folgt, dass Sie in Ihrer Reduktionsdiät eine tägliche Energiezufuhr von 2.000 kcal − 300 kcal = 1.700 kcal anstreben. Dieser Wert sollte als Durchschnittswert eingehalten werden, die über die Nahrung zugeführte Energiemenge muss nicht jeden Tag exakt gleich sein.

Mahlzeiten zusammenstellen

Ihre angestrebte tägliche Energiezufuhr kennen Sie nun bereits. Nun geht es an die Zusammenstellung der Mahlzeiten. Wie Sie Ihre Mahlzeiten am besten verteilen wollen, müssen Sie vielleicht erst noch ausprobieren. Sie werden anfänglich in der Umstellung die Kohlenhydrate stark vermissen. Nach einigen Tagen Umstellungszeit werden Sie aber (nahezu) keinen Hunger mehr verspüren. Das heißt, dass lange Pausen zwischen den Mahlzeiten dann kein Problem mehr darstellen

und Sie bezüglich der Mahlzeitengröße und -häufigkeit sehr flexibel werden. Entscheiden Sie sich nun beispielsweise an einem beliebigen Tag zwei etwa gleich große Mahlzeiten einzunehmen, so würde eine Mahlzeit bei einer täglichen Energieaufnahme von 1.700 kcal etwa 850 kcal beinhalten. Möchten Sie beispielsweise Hackfleisch mit Gemüse essen, können Sie wie folgt vorgehen:
Machen Sie sich zunächst Gedanken über die Kohlenhydratgehalte. Hackfleisch enthält keine Kohlenhydrate. Gemüse enthält geringe Mengen Kohlenhydrate. Entscheiden Sie sich beispielsweise für den gefrorenen Brokkoli aus dem Eisfach, schauen Sie dort kurz die Nährwerte auf der Nährwertkennzeichnung nach. Sagen wir, Ihre Brokkoli haben 3 g Kohlenhydrate pro 100 g und 34 kcal pro 100 g. Bei einem maximalen Kohlenhydratverzehr von 30 g pro Tag, können Sie etwa 15 g in Ihrer Mahlzeit zuführen. Wenn Sie nur Hackfleisch und Brokkoli essen wollen, wären das maximal 500 g Brokkoli. Das ist Ihnen vielleicht etwas zu viel. Der Brokkoli ist recht kohlenhydratarm und weniger Kohlenhydrate sind okay. Sagen wir 300 g Brokkoli sind Ihnen genug. Dann hätten Sie mit Ihrer Mahlzeit 9 g Kohlenhydrate zugeführt. Die 300 g Brokkoli haben zudem laut Nährwertkennzeichnung 102 kcal. Runden Sie den Wert kaufmännisch auf volle 10 kcal ab, damit lägen Sie bei 100 kcal. Blieben noch 850 kcal - 100 kcal = 750 kcal für das Hackfleisch. Auf Ihrem Hackfleisch haben Sie beispielsweise keine Nährwertkennzeichnung, weil Sie es lose beim Metzger gekauft haben. Schauen Sie den Energiegehalt in einer Nährwerttabelle nach. Sagen wir das Hackfleisch hat 229 kcal pro 100 g. 750 kcal : 229 kcal pro 100 g würden 328 g Hackfleisch ergeben. Sie müssen keine Bedenken haben, größere Fleischmengen zu verzehren, aber vielleicht wollen Sie lieber ein bisschen Olivenöl ergänzen und dafür etwas weniger Hackfleisch essen. Das wäre auch sinnvoll, da Ihr Hackfleisch

laut Nährwerttabelle etwas mehr Protein (19 g pro 100 g) enthält als Fett (16 g pro 100 g), umgekehrt wäre besser. Sagen wir Sie wussten das schon und Sie haben 250 g Hackfleisch gekauft, also 2,5 x 229 kcal = 572,5 kcal. Den berechneten Energiegehalt für das Hackfleisch runden Sie kaufmännisch auf volle 10 kcal ab und erhalten 570 kcal. Sie ergänzen nun zwei knappe Esslöffel Olivenöl, abgewogen 20 g (20 g $\triangleq$ ca. 22 ml). Reine Pflanzenöle haben pro 100 g etwa 900 kcal (oder ca. 820 kcal pro 100 ml), das wissen Sie vielleicht schon und Sie müssen diesbezüglich nichts nachschauen. Das macht dann zusätzlich 180 kcal. Ihre Mahlzeit hat dann in der Summe 100 kcal (Brokkoli) + 570 kcal (Hackfleisch) + 180 kcal (Olivenöl) = 850 kcal. Mehr müssen Sie für diese Mahlzeit nicht berechnen. Es ist eine perfekte Mahlzeit für Ihre ketogene Ernährung, denn etwa 64 % der zugeführten Energie kommt aus Nahrungsfett und nur etwa 4 % aus Kohlenhydraten.

Einen höheren Fettanteil erhalten Sie, wenn Sie Nüsse mögen. Sagen wir Sie verzehren bei einer anderen Mahlzeit ausschließlich Walnüsse. Laut der Nährwertkennzeichnung auf Ihrer Walnusspackung lesen Sie beispielsweise, dass diese 10 g Kohlenhydrate und 667 kcal pro 100 g enthalten. Und der Fettgehalt liegt bei 63 g pro 100 g. Sie wollen 125 g verzehren. Das macht gerundet 830 kcal und 12,5 g Kohlenhydrate für Ihre Mahlzeit. Diese Mahlzeit würde die Energie zu etwa 85 % aus Nahrungsfett liefern.

Würden Sie an einem Tag nur die beiden beschriebenen Mahlzeiten verzehren, hätten Sie 850 kcal + 830 kcal = 1.680 kcal aufgenommen. Die Kohlenhydratmenge liegt mit insgesamt 21,5 g deutlich unter 30 g. Die aufgenommene Fettmenge liegt bei 2,5 x 16 g (Hackfleisch) + 20 g (Olivenöl) + 1,25 x 63 g (Walnüsse) = 40 g + 20 g + 78,75 g = 138,75 g. Der Fettgehalt von

Brokkoli kann an dieser Stelle vernachlässigt werden. 138,75 g Nahrungsfett liefern 1248,75 kcal. Dies macht 1248,75 kcal : 1680 kcal = 74 % der Gesamtenergiezufuhr des betroffenen Tages. Dies liegt im Bereich der als sinnvoll angesehenen 65-80 % Nahrungsfett für die ketogene Reduktionsdiät. Den Fettanteil müssen Sie nicht genau berechnen und sie können bei einzelnen Mahlzeiten etwas davon abweichen.

Für andere Mahlzeiten können Sie wie zuvor gezeigt vorgehen. Beispielsweise können Sie fetten Fisch (Lachs/Salm) mit Butter und Gemüse oder Rührei mit Speck und Olivenöl oder Erdnussmus/Nussmus mit Butter kombinieren. Selbstverständlich können Sie auch kreativer bei der Mahlzeitengestaltung sein. Einfache Mahlzeiten mit wenig verarbeiteten Lebensmitteln aus den Hauptgruppen des vorangegangenen Kapitels sind empfehlenswert. Durchstöbern Sie Nährwerttabellenwerke und beurteilen Sie, welche Lebensmittel für Sie in Frage kommen. Versuchen Sie möglichst natürliche vitalstoffreiche Lebensmittel zu verwenden. Die Zubereitung kann einfach gehalten werden. Gegebenenfalls haben Sie auch Freude mit einem der zahlreichen Keto Kochbücher aus dem Buchhandel.

Die Energiebilanz kontrollieren

Die Einhaltung der negativen Energiebilanz über die bereits beschriebene Vorgehensweise bei der Zusammenstellung der Mahlzeiten ist grundsätzlich ausreichend. Es kann darüber hinaus aber sinnvoll sein, die Energiezufuhr über mehrere Tage zu erfassen, um einen besseren Überblick zu erhalten, sich weniger merken zu müssen und um den Diäterfolg besser kontrollieren und steuern zu können. Hierfür kann man für diesen Zweck konzipierte Anwendungssoftware (Apps) auf dem Smartphone installieren oder einfach Daten auf einen Notizblock schreiben.

Ich möchte Ihnen die Erfassung der täglichen Energieaufnahme beispielhaft mit der Verwendung von Kalorienkarten zeigen. Das Vorgehen ist unkompliziert, zeitsparend, flexibel und übersichtlich und damit leicht zu integrieren und beizubehalten. Kalorienkarten können z. B. wie Visitenkarten gedruckt werden. Auf Kalorienkarten müssen Sie nichts aufschreiben, Sie streichen einfach mit jeder Mahlzeit die zugeführte Energiemenge auf der Karte ab, bis die vorgesehene persönliche tägliche Energieaufnahme für einen Tag erreicht ist. Dies soll nachfolgend Anhand der von mir erstellten und auf meiner Website (https://www.ketogenic24.com) als kostenlose Download-Vorlage verfügbaren Karten genauer erläutert werden. Als beispielhafter Anwender sei eine Person mit einem durchschnittlichen täglichen Gesamtenergiebedarf von 3.200 kcal gewählt, die während einer ketogenen Reduktionsdiät für sich eine maximale tägliche Energieaufnahme von 2.500 kcal festgelegt hat.

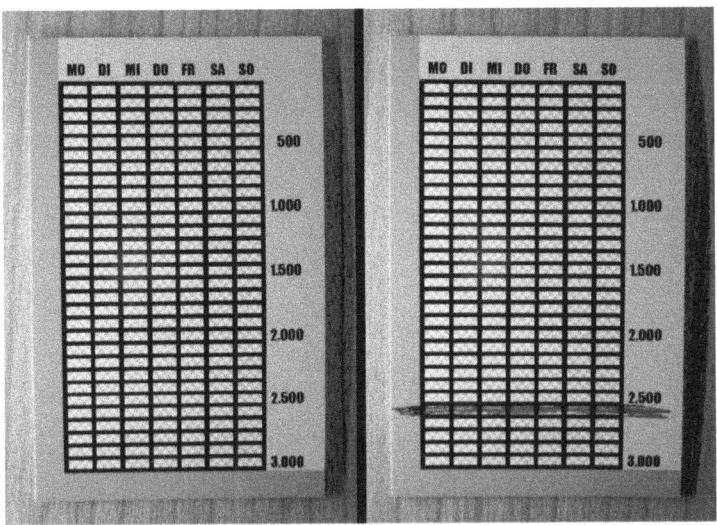

Abb. 1: Kalorienkarte im Visitenkartenformat für eine Woche, Auflösung Hauptintervall: 100 kcal, Auflösung Unterintervall: 10 kcal; *rechts:* mit zusätzlich eingezeichnetem (durchschnittlichen) täglichen Energielimit von 2.500 kcal

Auf den Kalorienkarten sind den Tagen einer Woche kleine Felder zugeordnet, die jeweils einer bestimmten Kalorienmenge in kcal entsprechen (siehe Abbildung 1). Die in den Spalten für die Wochentage zu erkennenden schwarz umrandeten Felder entsprechen dem Hauptintervall von 100 kcal und die unterschiedlich schattierten kleinen Felder innerhalb des Hauptintervalls entsprechen jeweils 10 kcal. Für die genannte Beispielperson soll die durchschnittliche tägliche Energieaufnahme während der Reduktionsdiät 2.500 kcal betragen, daher wird auf der Kalorienkarte zuerst der Teil unterhalb der 2.500 kcal-Zeile durch eine Linie entwertet (siehe Abbildung 1, rechts). Die Felder oberhalb der eingezeichneten Linie entsprechen dann der angestrebten Energiezufuhr für die Wochentage. Die kaufmännisch auf volle

10 kcal gerundeten Energiemengen der verzehrten Mahlzeiten streichen Sie dann einfach über die Felder der Karte ab. Hat unsere Beispielperson mit der ersten Mahlzeit des ersten Wochentages eine auf 10 kcal gerundete Mahlzeit mit einem Energiegehalt von 1.240 kcal aufgenommen, so würde sie in der Spalte für Montag zunächst die ersten zwölf schwarz umrandeten Felder abstreichen, was 1.200 kcal entspricht (siehe Abbildung 2, links). Für die verbleibenden 40 kcal würde sie zudem zusätzlich vier der kleinen schattierten Felder abstreichen (siehe Abbildung 2, rechts).

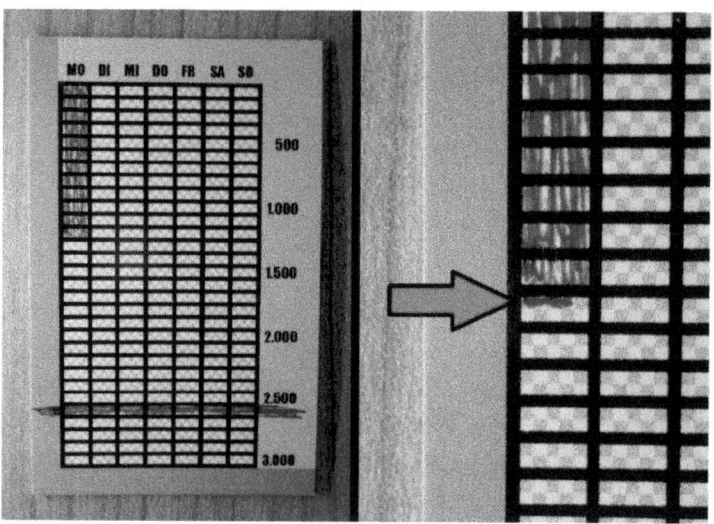

Abb. 2: *links:* Abstreichen von 1.200 kcal im Hauptintervall (Auflösung 100 kcal); *rechts:* Abstreichen von 40 kcal im Unterintervall (Auflösung 10 kcal)

Für alle weiteren Mahlzeiten der laufenden Woche würde die Beispielperson genauso vorgehen. Liegt die Energieaufnahme eines Tages etwas über den vorgesehenen 2.500 kcal, wird die zusätzlich aufgenommene Energie schon für den Folgetag abgestrichen, liegt die Energiemenge niedriger als vorgesehen, werden die nicht abgestrichenen Felder mit dem entsprechenden Anteil der ersten Mahlzeit des nächsten Tages durchgestrichen. Mit der Verwendung der Kalorienkarten können Sie Ihre Energieaufnahme also leicht über mehrere Tage dokumentieren, ohne sich diese merken zu müssen, zudem sind Sie bezüglich der Mahlzeitengröße flexibler, ohne den Überblick zu verlieren. Sollten Sie einmal auswärts essen oder aus anderen Gründen keine genaue Berechnung durchführen können, schätzen Sie den Energiegehalt der aufgenommenen Mahlzeit nachträglich ab, z. B. mit Hilfe von Nährwerttabellen oder mit etwas Erfahrung über Ihnen bekannte Lebensmittel mit vergleichbaren Energiegehalten. Tragen Sie die ermittelten Schätzwerte der Vollständigkeit halber ebenfalls in der Kalorienkarte nach. Nach Ablauf der auf der Karte ausgefüllten Woche entsorgen Sie die Kalorienkarte und starten die nächste.

Eine weitere Option ist der Abgleich des Diäterfolges mit dem Energiedefizit. Langfristig sollte das Energiedefizit bei einer ketogenen Reduktionsdiät vollständig über die Fettreserven ausgeglichen werden können, womit ein Gewichtsverlust dem Verlust von Speicherfett gleichsetzbar ist und mit dem täglichen Energiedefizit abgeglichen werden kann. Dies macht erst nach ein paar Wochen Sinn, in den ersten 1-3 Wochen kann die Lipolyse dafür noch nicht weit genug angefahren sein und insbesondere in der ersten Woche nach Ernährungsumstellung sind Gewichtsänderungen zu einem großen Teil auf andere Ursachen zurückzuführen als auf die Reduktion von Fettgewebe allein (Entleerung der Glykogenspeicher, Änderungen im Wasserhaushalt, Anpassung von Verdauung, Darmpassage, Darmgewicht etc.). Die Kontrolle des Diäterfolges kann gut nach einigen Wochen erfolgen, indem das Körpergewicht einmal pro Woche unter vergleichbaren Bedingungen durch Wiegen ermittelt wird. Die ermittelten Gewichtsunterschiede in kg können mit 7.500 kcal multipliziert werden, um die aus dem Speicherfett verbrauchte Energiemenge festzustellen. Diese Energiemenge kann mit der Summe der täglichen Energiedefizite derselben Woche verglichen werden. Weichen die beiden Werte stark voneinander ab, sollte die tägliche Energieaufnahme in einem kleinen Schritt (z. B. ± 50 oder 100 kcal) angepasst werden und nach einer weiteren Woche eine erneute Kontrolle erfolgen. Der ursprünglich ermittelte Schätzwert für den täglichen Gesamtenergiebedarf, auf dem alle weiteren Berechnungen aufbauen, kann individuell etwas höher oder niedriger als zu Beginn angesetzt liegen und die Energiezufuhr während der Reduktionsdiät einer kleinen Korrektur bedürfen. Zum besseren Verständnis soll das Vorgehen an einem Beispiel erläutert werden. Nehmen wir dafür erneut unsere Beispielperson, über die bereits die Verwendung der Kalorienkarte erläutert wurde. Sagen wir die Beispielperson hat bereits über mehrere Wochen das vorgesehene Energiedefizit von 700 kcal pro Tag eingehalten. Über den Zeitraum ein jeder Woche ergibt sich damit ein Energiedefizit von 7 x 700 kcal = 4.900 kcal. Da ein Kilogramm Speicherfett beim durchschnittlichen Menschen 7.500 kcal Energie enthält, sollte nach einigen Wochen ein wöchentlicher Körperfettabbau von 4.900 kcal : 7.500 kcal pro kg = 0,653 kg messbar sein (manchmal wird zur Vereinfachung mit 7.000 kcal pro kg Körperfett gerechnet, womit das tägliche Energiedefizit in kcal dem Gewichtverlust in Gramm pro Woche entspricht). Der rechnerische Wert von 653 g Körperfett wird mit der durch Wiegen ermittelten Gewichtsdifferenz nach einer Woche verglichen. Sagen wir, die Beispielperson stellt eine Gewichtsdifferenz von exakt 500 g pro Woche fest. Damit ist das tatsächliche wöchentliche Energiedefizit (0,653 kg − 0,5 kg) x 7.500 kcal pro kg = 0,153 kg x 7.500 kcal pro kg = 1.147,5 kcal geringer als auf Basis des ursprünglichen Schätzwertes ermittelt. Für einen Tag entspricht das 1.147,5 kcal : 7 = 163,9 kcal, also rund 160 kcal. Somit liegt der Schätzwert für den täglichen Gesamtenergiebedarf für die Beispielperson eher bei 3.040 kcal als bei 3.200 kcal, die Energieaufnahme kann etwas reduziert werden.

An dieser Stelle sei jedoch davon abgeraten derartige Berechnungen zu genau zu nehmen, da sowohl beim Wiegen als auch bei der Ermittlung der Energieaufnahme kleine Fehler und Ungenauigkeiten in jeweils beide Richtungen einfließen können. Langfristigen Erfolg mit einem ausreichend genauen Energiedefizit erhalten Sie, indem Sie nur den theoretischen Gewichtsverlust mit dem über das Wiegen bestimmten Wert abgleichen und bei für Sie nicht akzeptablen Abweichungen Ihre tägliche mittlere Energieaufnahme ab der folgenden Woche geringer ändern, als die theoretische Berechnung ergeben würde, z. B. um nur 50 oder 100 kcal. Dadurch erhalten Sie nach einiger Zeit ein perfekt auf Sie angepasstes Energiedefizit und eine für Sie zufriedenstellende wöchentliche Reduktion Ihres Körperfettgewebes.

Ketonkörper im Urin messen

Die Messung des Stoffwechselzustands der Ketose ist optional. Wenn Sie die Kohlenhydratzufuhr täglich strikt unter 30 g halten, sollten Sie nach wenigen Tagen in Ketose kommen, ohne dies kontrollieren zu müssen. Sollten Sie die Stoffwechselumstellung dennoch prüfen wollen, können Sie Urin-Teststreifen für Ketonkörper verwenden. Diese gibt es für wenige Euro in Apotheken und Onlineshops. Die Verwendung ist einfach und schnell, Sie benetzen einen Teststreifen mit Urin, womit sich dieser in Abhängigkeit der Ketonkörperkonzentration des Urins verfärbt. Über den Vergleich der Verfärbung Ihres Teststreifens mit einem Farbschema, z. B. auf der Verpackung der Teststreifen, kann dann die Ketonkörperkonzentration abgelesen werden. Für die ernährungsbedingte Ketose liegen die Konzentrationen zumeist im Bereich von 1,5-4 mmol/L.

Insbesondere bei Personen mit hohem Energieverbrauch kann die maximale tägliche Kohlenhydrataufnahme etwas über 30 g liegen, vielleicht bei 35 g. Wieviel über 30 g Kohlenhydrate noch zugeführt werden können, ohne die Ketogenese zu hemmen, ist individuell verschieden. Sollten Sie Ihre persönliche Grenze ermitteln wollen, ist die Messung der Ketonkörper mit den Urin-Teststreifen ebenfalls sinnvoll.

Nährstoffdefizite vermeiden

Sollte irgendetwas Ihren Körper betreffend nicht rund laufen, lassen Sie sich auch auf mögliche Nährstoffmängel untersuchen. Suchen Sie sich einen Arzt, der etwas davon versteht und diese Meinung teilt. Leider werden in der Allgemeinbevölkerung viel zu häufig Symptome von Nährstoffmängeln mit Medikamenten behandelt ohne je den Nährstoffstatus getestet zu haben. Präventiv können Nährstoffmängel durch eine geeignete Lebensmittelauswahl vermieden werden. Eine stichprobenartige Kontrolle der Zufuhr bestimmter essentieller Nährstoffe und der Vergleich mit dem persönlichen Bedarf ist insbesondere bei einer grundlegenden Ernährungsumstellung sinnvoll, vor allem, wenn man von den Nährstoffgehalten der verzehrten Lebensmittel kaum eine

Vorstellung hat. Bei der ketogenen Ernährung kommt hinzu, dass ganze Lebensmittelgruppen wegfallen. Dies kann beispielsweise auch mit einzelnen Nährstoffen angereicherte hochgradig verarbeitete Lebensmittel betreffen, die von der Anreicherung abgesehen nicht als ernährungsphysiologisch wertvoll anzusehen sind, in der Bevölkerung jedoch die Versorgung eines kritischen Nährstoffs verbessern sollen. Dazu kommt die bei allen Reduktionsdiäten verringerte Nahrungsaufnahme und die damit reduzierte Möglichkeit den Bedarf an essentiellen Nährstoffen über die tägliche Nahrung zu decken. Wenn Sie die bereits besprochenen Lebensmittelgruppen mit einer guten Abwechslung in Ihre Ernährung integrieren, werden Sie mit Ihrer Nährstoffversorgung grundsätzlich schon ziemlich gut liegen. Nach ca. 2 Wochen wird sich bereits ein wenig Routine bezüglich Ihrer neuen Ernährung eingestellt haben und Sie können Ihre persönliche Verzehrhäufigkeit für die einzelnen Lebensmittel etwas abschätzen. Jetzt macht es Sinn die DACH-Referenzwerte für die Zufuhr einzelner essentieller Nährstoffe grob mit deren tatsächlicher Zufuhr abzugleichen. Eine genaue Berechnung ist hier bei weitem zu aufwändig und nicht notwendig. Es geht lediglich darum auszuschließen, dass Sie einzelne Nährstoffe aufgrund Ihrer Lebensmittelauswahl in zu geringer Menge zuführen und damit langfristig Gefahr laufen, einen Nährstoffmangel herbeizuführen. Für einige der Ihnen bereits bekannten essentiellen Nährstoffe werden Sie feststellen, dass Sie mit Ihrer Auswahl an Lebensmitteln im Schnitt über die Woche leicht mehr als genug bekommen, mit der Zufuhr dieser Nährstoffe müssen Sie sich dann nicht erneut auseinandersetzen.

Die für Sie jeweils empfohlenen Zufuhrmengen für essentielle Nährstoffe können Sie, wie bereits für die Energiezufuhr erläutert, z. B. über den Internetauftritt der Deutschen Gesellschaft für Ernährung e. V. herausbekommen:

https://www.dge.de

Wählen Sie dort als nächstes die Seite mit der Auflistung der Nährstoffe aus, für die Referenzwerte vorliegen, die derzeitige Navigation auf der Website ist:

Wissenschaft → Referenzwerte

(Aktuelle Verlinkungen finden Sie auch auf der Website des Autors: https://www.ketogenic24.com)

Von dort können Sie diejenigen Nährstoffe anklicken, für die Sie die Zufuhrempfehlung einsehen möchten. Für die gelisteten Nährstoffe bekommen Sie dann jeweils eine Tabelle präsentiert, aus der Sie in Abhängigkeit von Alter und Geschlecht den für Sie empfohlenen Wert ablesen können.

Zum besseren Verständnis soll der Abgleich der empfohlenen Zufuhr eines Nährstoffs mit dessen mittlerer Aufnahme während der Diät am Beispiel des essentiellen Nährstoffs Vitamin C erläutert werden. Sagen wir, dass die abgelesene empfohlene tägliche Zufuhr an Vitamin C für eine Beispielperson 110 mg pro Tag beträgt. Diese Person ernährt sich über die durchschnittliche Woche hauptsächlich von den Lebensmittelgruppen Fleisch, Fisch, Eier, Nüsse, Gemüse, Pflanzenöl und Butter. Anhand von Nährwerttabellen kann schnell erkannt werden, das aus der genannten Auswahl nur die Lebensmittelgruppe Gemüse nennenswerte Mengen an Vitamin C liefert. Die Beispielperson verzehrt über die Woche im Schnitt an 5 Tagen jeweils einmal 300 g Gemüse. Aufgrund persönlicher Präferenzen werden hauptsächlich und in etwa gleicher Häufigkeit die Gemüse Brokkoli, Tomaten und Grünkohl verzehrt. Eine geeignete Nährwerttabelle listet die mittleren Vitamin C-Gehalte pro 100 g für die drei Gemüsesorten auf. Beispielsweise kann dort abgelesen werden, dass Grünkohl im Mittel 100 mg, Brokkoli 90 mg und Tomaten 20 mg Vitamin C pro 100 g enthalten. Werden pro Woche von der Beispielperson also insgesamt 1.500 g der genannten Gemüse zu jeweils gleichen Gewichtsanteilen verzehrt, ergibt sich eine wöchentliche Vitamin C-Zufuhr von 5 x 100 mg (Grünkohl) + 5 x 90 mg (Brokkoli) + 5 x 20 mg (Tomaten) = 1.050 mg. Die durchschnittliche tägliche Vitamin C-Zufuhr aus Gemüse liegt damit bei 1.050 mg : 7 = 150 mg. Dieser Wert liegt über der für die Beispielperson empfohlenen Zufuhr von 110 mg pro Tag. Hinsichtlich des Nährstoffes Vitamin C ist die Lebensmittelzusammenstellung damit absolut in Ordnung. Eine durch Lebensmittel erreichte höhere als die empfohlene Zufuhr von essentiellen Nährstoffen ist im üblichen Rahmen völlig unbedenklich. Sollte die genannte Beispielperson gar kein Gemüse verzehren, würde im beschriebenen Abgleich auffallen, dass der Vitamin C-Bedarf nicht gedeckt werden kann. Da in einem solchen Fall mittelfristig ein Nährstoffmangel absehbar wäre, sollte die Lebensmittelauswahl angepasst oder der fehlende Nährstoff supplementiert werden. In vielen Fällen ist eine moderate Supplementierung der nicht in bedarfsdeckender Menge zuführbaren Nährstoffe angebracht. Der Kennzeichnung entsprechender Produkte kann die Zufuhrmenge der Nährstoffe pro Tagesdosis entnommen werden. Darüber hinaus ist i d. R. auch der mit einer Tagesdosis abgedeckte prozentuale Anteil einer zugrunde gelegten Zufuhrempfehlung angegeben.

Gedruckte Nährwerttabellen sind in der praktischen Verwendung zeitsparend, weil Sie sehr schnell durchgeblättert werden können, beispielsweise um einen Wert nachzuschlagen oder Lebensmittel miteinander zu vergleichen. Apps und andere online zur Verfügung gestellte Ressourcen erfordern dagegen häufig mehrere Klicks und Aktionen, um eine gesuchte Information zu erhalten, dafür sind sie häufig kostenlos. Verlinkungen zu Anbietern kostenloser Nährwerttabellen finden Sie beispielsweise auf der Website https://www.ketogenic24.com.

Versuchen Sie die Maßnahmen innerhalb Ihrer Reduktionsdiät einfach zu halten, dann bleiben Sie am ehesten dabei.

Schlusswort

Nutzen Sie die in diesem Buch zusammengestellten Informationen und beschreiten Sie Ihren Weg zum Erfolg. Verschwenden Sie keine Zeit mit Kompromissen. Vieles mag Ihnen zunächst ungewohnt oder fremd erscheinen, doch seien Sie offen dafür. Halten Sie sich an den Plan und arbeiten Sie möglichst genau. Lebensmittelwaage, Kalorientabelle und Taschenrechner werden Sie dabei erst einmal regelmäßig begleiten, der Aufwand wird sich aber in Grenzen halten und schnell Routine einkehren. Die größte Hürde wird die deutlich spürbare körperliche Umstellung in den ersten Tagen und Wochen sein. Haben Sie diese aber überwunden, läuft die Zeit für Sie und Ihrem Erfolg steht nichts mehr im Wege. Also: Halten Sie durch, es lohnt sich!

Herzliche Grüße

Ihr Marco K. R. Jarka

Über den Autor

Marco K. R. Jarka ist Ernährungstrainer, Sport- und Fitnesskaufmann und Lebensmittelingenieur. Als Autor möchte Marco K. R. Jarka seine langjährige Erfahrung mit der ketogenen Ernährung, ihrer Anwendung im Bereich der Gewichtsreduktion und die wichtigsten ernährungsphysiologischen Grundlagen dieser Ernährungsform für den interessierten Neuanwender zugänglich machen.

www.ketogenic24.com

Literaturverzeichnis

1. BAUMEISTER FAM. Ketogene Diät: Ernährung als Therapiestrategie bei Epilepsien und anderen Erkrankungen. Erlangen: Schattauer. 2012.

2. BISTRIAN BR. Some Musings About Differential Energy Metabolism With Ketogenic Diets. *Journal of Parenteral and Enteral Nutrition.* 2019. 43(5):578-582.

3. LÖFFLER G, PETRIDES PE, WEISS L, HARPER HA. Physiologische Chemie. 3., korrigierte Auflage. Berlin [u. a.]: Springer-Verlag. 1985.

4. MANNINEN AH. Metabolic Effects of the Very-Low-Carbohydrate Diets: Misunderstood "Villains" of Human Metabolism. *Journal of the International Society of Sports Nutrition.* 2004. 1(2):7-11.

5. GRADSTEIN FM, OGG JG, SCHMITZ MD, OGG GM. The Geologic Time Scale 2012. Amsterdam [u. a.]: Elsevier. 2012.

6. RICHERSON PJ, BOYD R, BETTINGER RL. Was Agriculture Impossible during the Pleistocene but Mandatory during the Holocene? A Climate Change Hypothesis. *American Antiquity.* 2001. 66(3):387-411.

7. ISLER K. Metabolic Acceleration in Human Evolution. *Cell Metabolism.* 2016. 24(1):5-6.

8. MATTSON MP. Lifelong brain health is a lifelong challenge: From evolutionary principles to empirical evidence. *Ageing Research Reviews*. 2015. 20:37-45.

9. WANG SP, YANG H, WU JW, GAUTHIER N, FUKAO T, MITCHELL GA. Metabolism as a tool for understanding human brain evolution: lipid energy metabolism as an example. *Journal of Human Evolution*. 2014. 77:41-49.

10. CUNNANE SC, CRAWFORD MA. Survival of the fattest: fat babies were the key to evolution of the large human brain. *Comparative biochemistry and physiology*. 2003. 136(1):17-26.

11. BERG JM, TYMOCZKO JL, GATTO GJ, STRYER L. Stryer Biochemie. 8. Auflage. Berlin: Springer-Verlag. 2018.

12. LILJENQUIST JE, BOMBOY JD, LEWIS SB, SINCLAIR-SMITH BC. Effects of glucagon on lipolysis and ketogenesis in normal and diabetic men. *The Journal of clinical investigation*. 1974. 53(1):190-197.

13. GLISEZINSKI DE, HARANT I, CRAMPES F, TRUDEAU F, FELEZ A, COTTET-EMARD JM, MARD, GARRIGUES M, RIVIERE D. Effect of carbohydrate ingestion on adipose tissue lipolysis during long-lasting exercise in trained men. *Journal of Applied Physiology*. 1998. 84(5):1627-1632.

14. HALBERG N, HENRIKSEN M, SÖDERHAMN N, STALLKNECHT B, PLOUG T, SCHJERLING P, DELA F. Effect of intermittent fasting and refeeding on insulin action in healthy men. *Journal of applied physiology*. 2005. 99(6):2128-2136.

15. STICH V, BERLAN M. Physiological regulation of NEFA availability: Lipolysis pathway. *Proceedings of the Nutrition Society.* 2004. 63(2):369-374.

16. JACOB S, HAUER B, BECKER R, ARTZNER S, GRAUER P, LÖBLEIN K, NIELSEN M, RENN W, RETT K, WAHL HG, STUMVOLL M, HÄRING HU. Lipolysis in skeletal muscle is rapidly regulated by low physiological doses of insulin. *Diabetologia.* 1999. 42(10):1171-1174.

17. KREBS M, BREHM A, KRSSAK M, ANDERWALD C, BERNROIDER E, NOWOTNY P, ROTH E, CHANDRAMOULI V, LANDAU BR, WALDHÄUSL W, RODEN M. Direct and indirect effects of amino acids on hepatic glucose metabolism in humans. *Diabetologia.* 2003. 46:917–925.

18. MEYER-GERSPACH AC, CAJACOB L, RIVA D, HERZOG R, DREWE J, BEGLINGER C, WÖLNERHANSSEN BK. Mechanisms Regulating Insulin Response to Intragastric Glucose in Lean and NonDiabetic Obese Subjects: A Randomized, Double-Blind, Parallel-Group Trial. *PLoS ONE.* 2016. 11(3): e0150803. doi:10.1371/journal.pone.0150803.

19. OWEN OE, FELIG P, MORGAN AP, WAHREN J, CAHILL GF. Liver and kidney metabolism during prolonged starvation. *The Journal of clinical investigation.* 1969. 48(3):574-583.

20. BAGDADE JD, BIERMAN E, PORTE D. The Significance of Basal Insulin Levels in the Evaluation of the Insulin Response to Glucose in Diabetic and Nondiabetic Subjects. *Journal of Clinical Investigation.* 1967 46(10):1549-1557.

21. PERLEY MJ, KIPNIS DM. Plasma insulin responses to oral and intravenous glucose: studies in normal and diabetic sujbjects. *The Journal of clinical investigation.* 1967. 46(12):1954-1962.

22. HOLT SHA, MILLER JC, PETOCZ P. An insulin index of foods: the insulin demand generated by 1000-kJ portions of common foods. *The American journal of clinical nutrition.* 1997. 66(5):1264-12676.

23. JIANSONG B, DE JONG V, ATKINSON F, PETOCZ P. BRAND-MILLER JC. Food insulin index: physiologic basis for predicting insulin demand evoked by composite meals. *American journal of clinical nutrition.* 2009. 90(4):986-992.

24. VOLEK JS, SHARMAN MJ, GÓMEZ AL, JUDELSON DA, RUBIN MR, WATSON G, SOKMEN B, SILVESTRE R, FRENCH DN, KRAEMER WJ. Comparison of energy-restricted very low-carbohydrate and low-fat diets on weight loss and body composition in overweight men and women. *Nutrition & Metabolism.* 2004. 1(1):1-13.

25. ERLANSON-ALBERTSSON C, MEI J. The effect of low carbohydrate on energy metabolism. *International Journal of Obesity.* 2005. 29(Suppl 2):26-30.

26. YANCY WS, OLSEN KM, GUYTON JR, BAKST RP, WESTMAN EC. A Low-Carbohydrate, Ketogenic Diet versus a Low-Fat Diet To Treat Obesity and Hyperlipidemia. *Annals of Internal Medicine.* 2004. 140(10):769-777.

27. GIBAS MK, GIBAS KJ. Induced and controlled dietary ketosis as a regulator of obesity and metabolic syndrome pathologies. *Diabetes & Metabolic Syndrome.* 2017. 11(Suppl 1):385-390.

28. O'NEILL BJ. Effect of low-carbohydrate diets on cardiometabolic risk, insulin resistance, and metabolic syndrome. *Current Opinion in Endocrinology, Diabetes and Obesity.* 2020. 27(5):301-307.

29. DASHTI HM, AL-ZAID NS, MATHEW TC, AL-MOUSAWI M, TALIB H, ASFAR SK, BEHBAHANI AI. Long term effects of ketogenic diet in obese subjects with high cholesterol level. *Molecular and Cellular Biochemistry.* 2006. 286(1-2):1–9.

30. ACCURSO A, BERNSTEIN RK, DAHLQVIST A, DRAZNIN B, FEINMAN RD, FINE EJ, GLEED A, JACOBS DB, LARSON G, LUSTIG RH, MANNINEN AH, MCFARLANE SI, MORRISON K, NIELSEN JV, RAVNSKOV U, ROTH KS, SILVESTRE R, SOWERS JR, SUNDBERG R, VOLEK JS, WESTMAN EC, WOOD RJ, WORTMAN J, VERNON MC. Dietary carbohydrate restriction in type 2 diabetes mellitus and metabolic syndrome: time for a critical appraisal. *Nutrition & Metabolism.* 2008 5(1):1-8.

31. LUDWIG DS. The Ketogenic Diet: Evidence for Optimism but High-Quality Research Needed. *The Journal of Nutrition.* 2020. 150(6):1354-1359.

32. VOLEK JS, FEINMAN RD. Carbohydrate restriction improves the features of Metabolic Syndrome. Metabolic Syndrome may be defined by the response to carbohydrate restriction. *Nutrition & Metabolism.* 2005. 2(1):1-17.

33. SIRVEN J, WHEDON B, CAPLAN D, LIPORACE J, GLOSSER D, O'DWYER J, SPERLING MR. The Ketogenic Diet for Intractable Epilepsy in Adults: Preliminary Results. *Epilepsia.* 1999. 40(12):1721-1726.

34. HAI-FENG L, YAN Z, GANGQIANG D. Therapeutic Success of the Ketogenic Diet as a Treatment Option for Epilepsy: a Meta-analysis. *Iranian Journal of Pediatrics.* 2013. 23(6):613-620.

35. Deutsche Gesellschaft für Ernährung, Österreichische Gesellschaft für Ernährung, Schweizerische Gesellschaft für Ernährung (Hrsg.). Referenzwerte für die Nährstoffzufuhr. 2. Auflage, 6. aktualisierte Ausgabe. Bonn. 2020.

36. MARLES RJ, ROE AL, OKETCH-RABAH HA. US Pharmacopeial Convention safety evaluation of menaquinone-7, a form of vitamin K. *Nutrition Reviews.* 2017. 75(7):553-578.

37. PLAZA SM, LAMSON DW. Vitamin K_2 in Bone Metabolism and Osteoporosis. *Alternative Medicine Review.* 2005. 10(1):24-35.

38. LONSDALE D, MARRS C. Thiamine Deficiency Disease, Dysautonomia, and High Calorie Malnutrition. London [u. a.]: Elsevier. 2017.

39. STRIJBIS K, VAZ FM, DISTEL B. Enzymology of the carnitine biosynthesis pathway. *IUBMB LIFE.* 2010. 62(5):357-362.

40. KUMAZAWA T, SATO S, SENO H, ISHII A, SUZUKI O. Levels of pyrroloquinoline quinone in various foods. *Biochemical Journal.* 1995. 307(2):331-333.

41. NOJI N, NAKAMURA T, KITAHATA N, TAGUCHI K, KUDO T, YOSHIDA S, TSUJIMOTO M, SUGIYAMA T, ASAMI T. Simple and Sensitive Method for Pyrroloquinoline Quinone (PQQ) Analysis in Various Foods Using Liquid Chromatography/Electrospray-Ionization Tandem Mass Spectrometry. *Journal of agricultural and food chemistry.* 2007. 55(18):7258-7263.

42. KILLGORE J, SMIDT C, DUICH L, ROMERO-CHAPMAN N, TINKER D, REISER K, MELKO M, HYDE D, RUCKER RB. Nutritional importance of pyrroloquinoline quinone. *Science.* 1989. 245(4920):850-852.

43. SMIDT CR, STEINBERG FM, RUCKER RB. Physiologic importance of pyrroloquinoline quinone. *Proceedings of the Society for Experimental Biology and Medicine.* 1991. 197(1):19-26.

44. HE K, NUKADA H, URAKAMI T, MURPHY MP. Antioxidant and pro-oxidant properties of pyrroloquinoline quinone (PQQ): implications for its function in biological systems. *Biochemical Pharmacology.* 2003. 65(1):67-74.

45. RUCKER R, CHOWANADISAI W, NAKANO M. Potential Physiological Importance of Pyrroloquinoline Quinone. *Alternative Medicine Review.* 2009. 14(3):268-277.

46. AKAGAWA M, NAKANO M, IKEMOTO K. Recent progress in studies on the health benefits of pyrroloquinoline quinone. *Bioscience, Biotechnology, and Biochemistry.* 2016. 80(1):13-22.

47. PIZZORNO L. Nothing Boring About Boron. *Integrative Medicine.* 2015. 14(4):35-48.

48. HUNT CD, Dietary boron: Progress in establishing essential roles in human physiology. *Journal of Trace Elements in Medicine and Biology.* 2012. 26(2-3):157-160.

49. BALDIVIA AS, IBARRA GR, BARRA JDE. Will boron be essential for human nutrition? *Archivos Latinoamericanos de Nutricion.* 2016. 66(1):82-83.

50. NOWAK T. Structural Insights into the Mechanism of PEPCK Catalysis. *Biochemistry.* 2006. 45(27):8254-8263.

51. CHEN P, BORNHORST J, ASCHNER M. Manganese metabolism in humans. *Frontiers in Bioscience - A Journal and Virtual Library.* 2018. 23(9):1655-1679.

52. VALEA A, GEORGESCU CE. Selenoproteins in human body: focus on thyroid pathophysiology. *Hormones: International Journal of Endocrinology and Metabolism.* 2018. 17(2):183-196.

53. SABATINO L, BALZAN S, LUBRANO V, IERVASI G. Thyroid Hormone Deiodinases and Receptors Are Expressed in Human Endothelial Cells. *Biomedical Data Journal.* 2015. 1(2):19-25.

54. ELMADFA I, MUSKAT E, FRITZSCHE D, MEYER AL. Die große GU Nährwert Kalorien Tabelle. 4. Edition. München: GRÄFE UND UNZER Verlag. 2019.

55. ANDERSEN G, SOYKA K. Der kleine Souci/Fachmann/Kraut. Lebensmitteltabelle für die Praxis. 5., überarbeitete Auflage. Stuttgart: Wissenschaftliche Verlagsgesellschaft Stuttgart. 2011.

56. EDDY WH, DALLDORF G. The Avitaminoses: The Chemical, Clinical and Pathological Aspects of the Vitamin Deficiency Diseases. 2. Auflage. Baltimore: Waverly Press. 1941.

57. Verordnung (EU) Nr. 1169/2011 des Europäischen Parlaments und des Rates vom 25. Oktober 2011 betreffend die Information der Verbraucher über Lebensmittel und zur Änderung der Verordnungen (EG) Nr. 1924/2006 und (EG) Nr. 1925/2006 des Europäischen Parlaments und des Rates und zur Aufhebung der Richtlinie 87/250/EWG der Kommission, der Richtlinie 90/496/EWG des Rates, der Richtlinie 1999/10/EG der Kommission, der Richtlinie 2000/13/EG des Europäischen Parlaments und des Rates, der Richtlinien 2002/67/EG und 2008/5/EG der Kommission und der Verordnung (EG) Nr. 608/2004 der Kommission (Text von Bedeutung für den EWR).

58. Max Rubner-Institut, Bundesforschungsinstitut für Ernährung und Lebensmittel (Hrsg.). Nationale Verzehrsstudie II, Ergebnisbericht Teil 1. Karlsruhe. 2008.

59. Max Rubner-Institut, Bundesforschungsinstitut für Ernährung und Lebensmittel (Hrsg.). Nationale Verzehrsstudie II, Ergebnisbericht Teil 2. Karlsruhe. 2008.

60. Deutsche Gesellschaft für Ernährung, Österreichische Gesellschaft für Ernährung, Schweizerische Gesellschaft für Ernährung (Hrsg.). Energie. In: Referenzwerte für die Nährstoffzufuhr. 2. Auflage, 1. Ausgabe. Bonn. 2015.